**Mario Alberto Ordorica Ortega**
**Kevin Romero Ordorica**

**Radiografías de columna lumbar en trabajadores de nuevo ingreso**

Mario Alberto Ordorica Ortega
Kevin Romero Ordorica

# Radiografías de columna lumbar en trabajadores de nuevo ingreso

## Análisis de resultados en dos diferentes empresas y dos diferentes radiólogos

Editorial Académica Española

**Imprint**

Any brand names and product names mentioned in this book are subject to trademark, brand or patent protection and are trademarks or registered trademarks of their respective holders. The use of brand names, product names, common names, trade names, product descriptions etc. even without a particular marking in this work is in no way to be construed to mean that such names may be regarded as unrestricted in respect of trademark and brand protection legislation and could thus be used by anyone.

Cover image: www.ingimage.com

Publisher:
Editorial Académica Española
is a trademark of
Dodo Books Indian Ocean Ltd. and OmniScriptum S.R.L publishing group

120 High Road, East Finchley, London, N2 9ED, United Kingdom
Str. Armeneasca 28/1, office 1, Chisinau MD-2012, Republic of Moldova, Europe
Managing Directors: Ieva Konstantinova, Victoria Ursu
info@omniscriptum.com

Printed at: see last page
**ISBN: 978-620-0-03879-1**

# INDICE

**Radiografías de columna lumbar en trabajadores de nuevo ingreso.**

**Análisis de resultados en dos diferentes empresas y de dos diferentes radiólogos.**

Dr. Mario Alberto Ordorica Ortega, Medicina del Trabajo.
maordorica1948@gmail.com

Ing. Kevin Romero Ordorica, Ingeniería Mecánica. 2.romero.kevin@gmail.com

## Resumen:

Se reunieron 200 radiografías antero-posterior y lateral, de columna lumbo-sacra, de cada una de dos empresas, correspondientes a trabajadores del género masculino de nuevo ingreso. Las radiografías fueron tomadas e interpretadas por dos radiólogos diferentes, uno para cada empresa. Se encontraron menos alteraciones en las radiografías antero-posteriores, y mayores alteraciones en las radiografías laterales, en ambos grupos, encontrando un promedio de 2.53 alteraciones radiográficas por caso. Hubo diferencias en el hallazgo e interpretación en ambos radiólogos. Se encontraron mayores alteraciones radiográficas entre los casos de mayor edad y en los de mayor peso corporal (IMC) y no hubo diferencia según la estatura, en la suma de los casos de ambos grupos, en relación a la mediana hacia abajo y la mediana hacia arriba (1-100; 101-200). Las alteraciones más frecuentes fueron: basculación pélvica, disminución del espacio intervertebral L5-S1, escoliosis, hiperlordosis y columna inestable. Solo se encontraron 15 casos (1.27%) considerados como normales.

## Abstract:

200 antero-posterior and lateral radiographs of the lumbar-sacral spine were collected from each two companies, corresponding to newly hired male workers. The X-rays were, taken and interpreted by two different radiologists, one for each company. Fewer alterations were found in the antero-posterior radiographs and greater alterations in the lateral in both groups, finding an average of 2.53 radiographic alterations per case. There were differences in finding and interpretation in both radiologists. Greater radiographic alteration wound found between the older cases and those with higher body mass index, and there was no difference according to height in the sum of the cases of both groups, in the relation to median down and the median up (1-100; 101-200). The most frequent alterations were: pelvic tilting, decreased L5-S1 intervertebral space, scoliosis, hyperlordosis and unstable spine. Only 15 cases (1.27%) considered normal were found.

**Introducción:**

Se laboró en dos empresas asociadas productoras de hule sintético y negro de humo, durante 6.6 años. Las dos empresas sumaban 750 trabajadores y la rotación de personal era casi nula para el personal sindicalizado, por lo tanto, los trabajadores tenían una gran antigüedad laborando para ambas empresas.

La empresa de hule sintético realizaba actividades de manejo de cargas de barras de hule de 15 kg. para acomodarlas en unas grandes cajas de madera en posturas sumamente incómodas y la empresa de negro de humo, realizaba actividades de manejo de cargas de costales de 30 kg.

En el periodo laboral del primer autor, sólo se presentó un caso de lumbalgia. ¿Cuál era el motivo de la inexistencia de lumbalgias en la empresa? Este era, creo yo, que se tomaban radiografías de columna lumbo-sacra al personal sindicalizado de nuevo ingreso y se rechazaban a todos aquellos que tuvieran alguna alteración radiográfica de origen congénito, pos-traumática o degenerativa.

Sabemos que no hay una radiografía lumbo-sacra perfecta. A los médicos de Medicina del Trabajo nos corresponde establecer ciertos parámetros máximos de alteración aceptable para el trabajo a realizar, que minimice el riesgo de lumbalgia, así como el número máximo de alteraciones en su conjunto en ambas radiografías.

Las alteraciones más frecuentes que se presentan en las radiografías lumbo-sacras en ambas proyecciones, son: la basculación pélvica que generalmente va acompañada de escoliosis al lado contrario de la basculación, la hiper-lordosis, que generalmente la acompaña la columna inestable y la disminución del espacio intervertebral L5-S1.

Se puede establecer el máximo de alteración en milímetros para la basculación pélvica, el máximo de grados de Cobb para la escoliosis, el máximo de grados para el ángulo de Ferguson para la hiper-lordosis, el mínimo aceptable de disminución del espacio intervertebral, etc.

Puede presentarse el caso que una sola alteración sea lo suficientemente seria e importante como para presentar un gran riesgo de lesión lumbar en el trabajo de manejo de cargas o de posturas incómodas, por ejemplo, una espondilolistesis, anterior o posterior, de primero o segundo grado en L5-S1, acompañada de disminución del espacio intervertebral, lo cual sugiere una gran alteración del disco intervertebral.

La presencia de alguna fractura en alguna vértebra o la desviación anterior o posterior del coxis, nos revela que el trabajador sufrió ésta lesión por algún traumatismo o caída, que generalmente no nos informa.

Gran cantidad de la literatura anglosajona está en contra de la radiografía de columna lumbo-sacra, como se observa en los siguientes comentarios: "La radiografía de columna lumbar ha sido frecuentemente prescrita por los expertos de medicina ocupacional como un pre-requisito para el empleo en trabajo manual de cargas. La radiografía con este propósito es muy controversial por:

1. No hay diferencia estadísticamente significativa en la incidencia de anormalidades radiológicas entre trabajadores con y sin antecedentes de lumbalgia.

2. Es imposible valorar el incremento de probabilidad de lumbalgia, para las diferentes anormalidades.

3. Los rayos X, presentan peligro de radiación.

"Work practices guide for manual lifting". NIOSH: 81-122.

En esta misma publicación se menciona la opinión o hallazgo de un investigador: "No se encontró reducción significativa de lesiones lumbares en trabajadores a los que se les realizó examen médico o radiografía lumbar, en la selección del trabajador. Igualmente, no se encontró reducción significativa en trabajadores que recibieron capacitación para manejo de cargas". (Snook-1978).

La Royal Society of Radiology, opinó que era suficiente una radiografía antero-posterior, para diagnosticar algún problema lumbar y así evitar una radiación innecesaria. Como veremos más adelante, la radiografía lateral presenta más alteraciones que la radiografía antero-posterior. Consideramos que esa opinión emitida por dicha institución es inadecuada.

A continuación, se refieren las conclusiones de la publicación: "Workplace use of back belts". NIOSH, 94-122.

"El grupo de trabajo concluye que la efectividad del uso de las fajas lumbares permanece no probada y no disminuye el riesgo de lesión lumbar entre trabajadores no lesionados".

"El grupo de trabajo no recomienda el uso de la faja lumbar para prevenir lesiones entre trabajadores no lesionados, y no considera la faja lumbar como un equipo de protección personal".

"El grupo de trabajo enfatiza que la faja lumbar no mitiga el riesgo a los trabajadores por repetitivos levantamientos, empujamientos, jalamientos, rotaciones o agachamientos".

Cabe preguntarse a qué se refiere NIOSH, "entre trabajadores no lesionados". ¿Se refiere a trabajadores sin antecedentes de lumbalgia o se refiere a trabajadores con una radiografía lumbo-sacra previa normal? Sabemos que las alteraciones radiográficas lumbares se encuentran en porcentajes altos tanto en los trabajadores con dolor lumbar como en los trabajadores de nuevo ingreso a las empresas, aparentemente sanos. Entonces "entre trabajadores sí lesionados" se debería referir a los trabajadores con antecedentes de lumbalgia o a los trabajadores con radiografía lumbo-sacra previa, anormal. Con cualquiera de estas dos últimas categorizaciones, a los trabajadores les sería útil el uso de **faja lumbar para el trabajo**, a la cual le podemos cambiar el nombre de **faja lumbar ortopédica laboral**.

Se revisaron las 21 fichas bibliográficas que presenta NIOSH en el documento científico mencionado y que utiliza para soportar sus conclusiones. Se analizó esta información y se llega a la siguiente conclusión:

15 estudios de investigación fueron a favor del uso de la faja lumbar.

2 estudios fueron neutros, y

4 estudios fueron en contra del uso de la faja lumbar.

Como podemos observar, el acervo científico con el que NIOSH apoyó sus conclusiones, están en contradicción con las conclusiones emitidas por esta institución.

En un siguiente documento, publicado también por NIOSH: "Back Belts: Do they Prevent Injury?" NIOSH, 94-127, hace la siguiente recomendación: "NIOSH cree que la manera más efectiva para prevenir las lesiones lumbares, es implementando un programa ergonómico, centrado en el re-diseño del ambiente de trabajo y las tareas de trabajo, para reducir los peligros del levantamiento de cargas", con la cual estamos totalmente de acuerdo y alabo el interés de esta institución por el mejoramiento ergonómico de los puestos de trabajo, pero un cambio de esa magnitud, requiere mucho tiempo y con sus conclusiones y recomendaciones mencionadas, dejó sin protección a muchos trabajadores, ya que a partir de que NIOSH como institución de reconocimiento internacional, emite sus recomendaciones; de un día para otro, tanto médicos de salud ocupacional como ingenieros de seguridad industrial e incluso las propias empresas, comentaron: **"Dijo NIOSH que las fajas lumbares no sirven"**. Y las empresas dejaron de otorgar las fajas lumbares a los trabajadores por recomendaciones de los ingenieros de seguridad y los médicos ocupacionales.

Después de emitir sus recomendaciones, se lava las manos diciendo: "la decisión de usar una faja lumbar es una decisión personal"; "la decisión de usar faja lumbar debe ser una decisión voluntaria entre patrones y trabajadores". Y posteriormente se lava la cara comentando: "los resultados no se pueden utilizar para afirmar o refutar la efectividad de las fajas lumbares para la reducción de lesiones".

Basado en la experiencia laboral comentada al inicio de esta introducción, se solicitó autorización y se planeó un trabajo de investigación en otra empresa donde laboró el primer autor, cuyos resultados fueron publicados con el título de: "Alteraciones radiográficas en las lumbalgias. La radiografía lumbar como principal instrumento de confirmación diagnóstica" (Editorial Académica Española. VSG. Saarbrücken, 2012).

A 140 trabajadores que se quejaron de dolor lumbar, en un periodo de 5 años, se les solicitó una radiografía antero-posterior y lateral de columna lumbo-sacra. El estudio se comparó con los resultados de 192 radiografías de ingreso a laborar de otra empresa. Se obtuvieron los siguientes resultados: en el "grupo de lumbalgias", el 95% de las radiografías presentaron alguna alteración y 5% fueron normales; se obtuvieron 3.09 alteraciones por caso. Sólo 10 casos (7.14%) estuvieron relacionados con manejo manual de cargas. En el "grupo control", el 41.66% de las radiografías presentaron alguna alteración y el 58.33% fueron normales; se obtuvieron 2.0 alteraciones por caso. En ambos grupos, las tres alteraciones más frecuentes fueron: Basculación pélvica, escoliosis e hiper-lordosis.

Cabe aquí el comentario de Edlich-2004, en su estudio sobre lesiones lumbares en enfermeras: **"Los defectos de la columna, las hacen más susceptibles para lesiones ocupacionales, incluso bajo condiciones normales de actividad"**.

Este comentario de este investigador está en concordancia con lo que pensamos y hemos experimentado y observado, que **las lumbalgias están más relacionadas con alteraciones lumbo-sacras que con actividades laborales**.

Pongo de ejemplo la siguiente radiografía de mujer que pertenece al grupo de investigación, anteriormente comentado. No se le tomó radiografía de ingreso a laborar, sólo se le tomó cuando se quejó de dolor lumbar y se integró al grupo de estudio mencionado. ¿No estaría esta mujer en la situación que comenta Edlich-2004, en relación a las enfermeras?

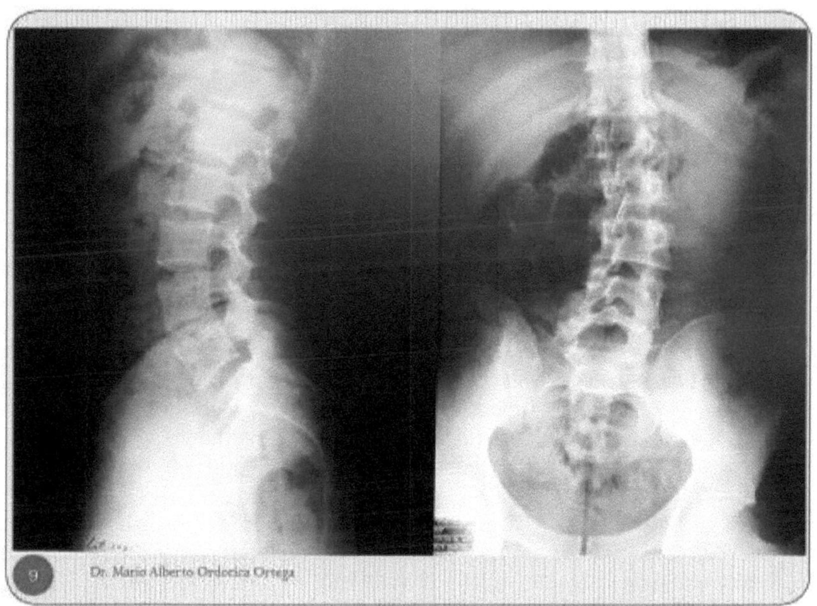

**Figura 1.** Mujer trabajadora con lumbalgia. Presenta: Basculación pélvica izquierda, escoliosis de concavidad derecha, hiperlordosis y columna inestable.


## Material y Métodos:

Se reunieron 200 radiografías antero-posterior y lateral, de columna lumbo-sacra, de cada una de dos empresas, correspondientes a trabajadores de nuevo ingreso, que por las actividades laborales de cargas y esfuerzos a realizar durante su actividad laboral, consideraron conveniente solicitar dichas radiografías. Las radiografías fueron tomadas e interpretadas por dos radiólogos diferentes, uno para cada empresa.

A continuación se presentan las alteraciones y sus definiciones que se pueden presentar en cada una de las dos radiografías (antero-posterior y lateral) de columna lumbo-sacra.

**Cuadro 1. Abreviaturas y descripción de alteraciones radiográficas.**

<u>Radiografía Antero-posterior:</u>

- **BP: <u>Basculación Pélvica</u>:** Puede ser derecha o izquierda, debida generalmente por un probable acortamiento o no, del miembro pélvico correspondiente, medido en milímetros bajo una línea horizontal iniciada en el vértice de la pelvis contralateral.
- **ESc-L: <u>Escoliosis Lumbar</u>:** Ya sea de concavidad derecha o de concavidad izquierda, según el miembro pélvico acortado, generalmente al lado contrario de la basculación pélvica. Se mide en grados de Cobb, siguiendo la línea media de la columna lumbar en la radiografía antero-posterior y se miden los grados de desviación de dicha línea. Frecuentemente la concavidad es contraria al lado de la basculación pélvica, que es generalmente su consecuencia.
- **VTL-S: <u>Vértebra de Transición lumbo-sacra</u>:** Donde se cuentan seis vértebras lumbares, por aportación de una vértebra sacra. Generalmente se acompaña de otras alteraciones lumbares.
- **EsBO: <u>Espína Bífida oculta</u>:** Defecto en la fusión de la estructura posterior generalmente de la vértebra L5.
- **M-AT: <u>Mega-apófisis transversa</u>:** Alargamiento de las apófisis transversas, generalmente de L5 que pueden estar libres o unidas a una parte de la pelvis, que puede provocar una desviación de la columna lumbar.
- **Fx: <u>Fracturas</u>:** Cualquier alteración de la continuidad de la estructura ósea lumbo-sacra visible en esta proyección radiográfica.
- **PHVs: <u>Procesos hipertróficos vertebrales</u>:** Son procesos de desgaste o degeneración de los cuerpos vertebrales, con aplastamientos, deformidades y pérdida de densidad ósea.

**Cuadro 2. Abreviaturas y descripción de alteraciones radiográficas.**

<u>Radiografía Lateral</u>:

- **CI: Columna inestable:** El eje de carga se encuentra por delante del sacro aumentando la curvatura lumbar. Demostrada, trazando una línea vertical que inicia en el centro de la tercera vértebra lumbar y no toca el sacro. en donde el eje de carga de la columna lumbar se encuentra por delante del sacro aumentando su curvatura. Esta alteración va muy a la par con la hiperlordosis o puede ser consecuencia de ésta.
- **HL: Hiperlordosis:** Es el aumento del ángulo correspondiente a una línea que pasa sobre la superficie superior del sacro y se junta con una línea horizontal. Frecuentemente altera el eje de carga lumbo-sacro. Generalmente se acepta un máximo de 45°;
- **EDD: Enfermedad degenerativa discal:** Alteración del disco intervertebral que se manifiesta por disminución del espacio intervertebral y alteración de la densidad del espacio intervertebral.
- **LLR: Lordosis lumbar rectificada:** Pérdida de la curvatura normal de región lumbar por una rectificación.
- **ELt: Espondilolistesis:** Es el desplazamiento anterior o posterior de un cuerpo vertebral sobre el otro. Se encuentra más frecuentemente en L5-S1 y es más frecuente el desplazamiento anterior.
- **ELs: Espondilolisis:** Fractura congénita o por estrés (sobrecarga) de cualquiera de los dos istmos de una vértebra. Se observa en la radiografía lateral.
- **NSCh: Nódulo de Schmorl:** Perdida de la densidad ósea del cuerpo vertebral, generalmente circular, por la presencia de una herniación o protrusión del disco intervertebral.
- **DEIV: Disminución del espacio intervertebral:** Disminución del espacio entre dos vértebras. Significa alteración o deformación del disco intervertebral y sugiere la presencia de una hernia discal. Generalmente, es más frecuente en el nivel L5-S1.
- **Fx: Fracturas:** Cualquier alteración de la continuidad de la estructura ósea lumbo-sacra visible en esta proyección radiográfica.
- **AC-CV: Acuñamiento vertebral:** Deformación anterior o posterior de un cuerpo vertebral, por compresión o sobrecarga. Generalmente es secundaria a hiper-lordosis o columna inestable. Es más frecuente la deformidad posterior.
- **DCx: Desviación anterior o posterior del coxis:** Desviación de la curvatura natural del coxis hacia adelante o hacia atrás, debida probablemente a una caída de "sentón". La más frecuente es la deviación anterior.
- **CN: Caso normal:** No se encuentran alteraciones en las radiografías lumbares Antero-Posterior y Lateral, o las alteraciones son mínimas.

**Grupo 1.** Trabajadores de nuevo ingreso a una empresa dedicada a la reparación y mantenimiento de carreteras federales correspondientes a tres estados de la república. Los solicitantes son trabajadores de bajo nivel educativo de escuela primaria y secundaria, originarios de pequeñas ciudades y rancherías aledañas, con trabajos previos de grandes esfuerzos y de bajo nivel de salario. Su promedio de ingreso es de $ 1,500.00 pesos semanales.

**Grupo 2.** Trabajadores de nuevo ingreso a una empresa dedicada a la cría, matanza y reparto de pollos en negocios de la ciudad y otras localidades aledañas. Los solicitantes son trabajadores con nivel educativo de preparatoria y antecedentes de haber laborado en empresas similares de reparto de productos a domicilio y están capacitados para manejo de vehículos, con regulares ingresos salariales. Su promedio de ingreso es de $ 2, 200.00 pesos semanales.

Se obtuvo el promedio de edad, estatura, peso e índice de masa corporal (IMC) de cada uno de los dos grupos y la suma total de ambos grupos, y se compararon los resultados entre ambos grupos para observar si había diferencias entre las variables.

Se sumaron los resultados totales de las alteraciones radiográficas encontradas en los 200 trabajadores en cada una de las empresas y de cada una de las radiografías (antero-posterior y lateral) de columna lumbo-sacra, por separado y la suma de las alteraciones totales en las dos radiografías; de ambas empresas y de cada uno de los radiólogos de cada empresa, para observar cuales eran las alteraciones más frecuentes en cada una de las radiografías, en cada una de las empresas y en cada uno de los radiólogos para observar si existían diferencias en la interpretación de las radiografías de cada uno de los radiólogos.

Se dividió cada uno de los grupos en dos partes: de la mediana hacia abajo y de la mediana hacia arriba en las variables edad, estatura, peso e índice de masa corporal (IMC) de los participantes, para observar si había una diferencia en frecuencia de las alteraciones radiográficas entre los de menor o mayor edad; entre los de menor y mayor estatura; entre los de menor y de mayor peso, (los de menor y mayor índice de masa corporal, IMC). El mismo procedimiento se realizó reuniendo y sumando las alteraciones de cada uno de los 200 trabajadores de cada una de los dos grupos de las dos empresas.

**Resultados:**

Los resultados del **grupo 1 (G-1)**, son los observados en el **cuadro 3**: El promedio de edad del grupo fue de 32.39 años; el promedio de peso del grupo fue de 78.296 kg.; el promedio de la talla del grupo fue de 1.68 m; el promedio del índice de masa corporal (IMC) del grupo fue de 27.788 kg/m2 de S.C.

Los resultados del **grupo 2 (G-2)**, son los observados en el **cuadro 3**. El promedio de edad del grupo fue de 29.07 años; el promedio de peso del grupo fue de 82.634 kg.; el promedio de la talla del grupo fue de 1.69 m; el promedio del índice de masa corporal (IMC) del grupo fue de 28.745 kg/m2 de S.C.

Los resultados de **ambos grupos**, son los observados en el **cuadro 3**. El promedio de edad de ambos grupos fue de 30.73 años; el promedio de peso del grupo fue de 80.465 kg.; el promedio de la talla del grupo fue de 1.69 m; el promedio del índice de masa corporal (IMC) del grupo fue de 30.402 kg/m2 de S.C.

**Cuadro 3. Edad, peso, talla e IMC de grupos de estudio.**

| Grupo 1 | Edad | Peso | Talla | IMC |
|---|---|---|---|---|
| Mínimo | 18 | 47.700 | 1.54 | 17.842 |
| Máximo | 57 | 133.800 | 1.86 | 39.953 |
| Promedio | 32.39 | 78.296 | 1.68 | 27.788 |

| Grupo 2 | Edad | Peso | Talla | IMC |
|---|---|---|---|---|
| Mínimo | 18 | 50.500 | 1.51 | 19.242 |
| Máximo | 56 | 134.600 | 1.85 | 42.963 |
| Promedio | 29.07 | 82.634 | 1.69 | 28.745 |

| Ambos Grupos | Edad | Peso | Talla | IMC |
|---|---|---|---|---|
| Mínimo | 18 | 47.700 | 1.51 | 17.842 |
| Máximo | 57 | 134.600 | 1.86 | 42.963 |
| Promedio | 30.73 | 80.465 | 1.69 | 30.402 |

Los resultados en el **Grupo 1 (G-1)**, son los observados en el **cuadro 4**, con menos alteraciones radiográficas en las radiografías antero-posteriores, con 273 alteraciones (41.48%), y más en las laterales, con 385 alteraciones (58.51%), haciendo un total de 658 alteraciones en este grupo, encontrando un promedio de 3.26 alteraciones radiográficas por caso. Sólo se observaron 6 casos normales.

Los resultados en el **Grupo 2 (G-2)**, son los observados en el **cuadro 4**, con menos alteraciones radiográficas en las radiografías antero-posteriores, con 222 alteraciones (42.94%) que en las radiografías laterales con 295 alteraciones (57.05%), haciendo un total de 517 alteraciones en este grupo, y encontrando un promedio de 2.53 alteraciones radiográficas por caso. Sólo se observaron 9 casos normales.

Los resultados en **ambos grupos (A-G)**, son los observados en el **cuadro 4**, con menos alteraciones radiográficas en las radiografías antero-posteriores, con 495 alteraciones (42.12%) que en las radiografías laterales con, 680 alteraciones

(57.87%), haciendo un total de 1175 alteraciones en los grupos, y encontrando un promedio de 2.89 alteraciones radiográficas por caso. Sólo se observaron 15 casos normales 1.29%).

**Cuadro 4. Alteraciones radiográficas reportadas en los grupos 1 y 2, sumados.**

| Rx Ant-Pos | G-1 | % | G-2 | % | A-G | % |
|---|---|---|---|---|---|---|
| BP | 155 | 23.55 | 98 | 18.95 | 253 | 21.53 |
| Esc-L | 104 | 15.80 | 70 | 13.53 | 174 | 14.80 |
| VTL-S | 7 | 1.06 | 14 | 2.70 | 21 | 1.78 |
| EsBO | 1 | 0.15 | 5 | 0.96 | 6 | 0.51 |
| M-AT | 1 | 0.15 | 11 | 2.12 | 12 | 1.02 |
| Fx | 0 | 0.00 | 4 | 0.77 | 4 | 0.34 |
| PHVs | 5 | 0.75 | 20 | 3.86 | 25 | 2.12 |
| Total | 273 | 41.48 | 222 | 42.94 | 495 | 42.12% |
| Rx Lateral | G-1 | % | G-2 | % | A-G | % |
| CI | 61 | 9.27 | 57 | 11.02 | 118 | 10.04 |
| HL | 65 | 9.87 | 56 | 10.83 | 121 | 10.29 |
| EDD | 4 | 0.60 | 1 | 0.19 | 5 | 0.42 |
| LLR | 47 | 7.14 | 3 | 0.58 | 50 | 4.25 |
| ELt | 14 | 2.12 | 19 | 3.67 | 33 | 2.8 |
| EIs | 0 | 0.00 | 1 | 0.19 | 1 | 0.08 |
| NSCh | 2 | 0.30 | 3 | 0.58 | 5 | 0.42 |
| DEIV | 137 | 20.80 | 41 | 7.93 | 178 | 15.14 |
| Fx | 8 | 1.21 | 16 | 3.09 | 24 | 2.04 |
| AC-CV | 5 | 0.75 | 8 | 1.54 | 13 | 1.10 |
| DCx | 36 | 5.47 | 81 | 15.66 | 117 | 9.95 |
| Normales | 6 | 0.91 | 9 | 1.74 | 15 | 1.27 |
| Total | 385 | 58.51 | 295 | 57.05 | 680 | 57.87% |
| Total | 658 | 56% | 517 | 44% | 1175 | 100% |

En el **Grupo 1**, la alteración más frecuente reportada, como se observa en el **cuadro 4**, fue la basculación pélvica derecha o izquierda (BP), con 155 casos (23.55%). La segunda alteración reportada, fue la disminución del espacio intervertebral (DEIV), con 137 casos (20.80%). La tercera alteración reportada, fue la <u>escoliosis lumbar</u> (EScL), de concavidad derecha o izquierda, con 104 casos (15.80%). La cuarta alteración encontrada, es la <u>hiperlordosis </u>(HL), con 65 casos (9.87%). La quinta alteración reportada, es la <u>columna inestable</u> (CI), con 61 casos (9.27%). La sexta alteración encontrada, es la <u>lordosis lumbar rectificada</u> (LLR), con 47 casos (7.14%). La séptima alteración encontrada, es la desviación anterior o posterior del coxis (DCx), con 36 casos (5.47%). La octava alteración reportada, es la <u>espondilolistesis</u> (ELt), con 14 casos (2.12%). El resto de alteraciones son de menor frecuencia y en total suman 11 alteraciones (5.88%).

A continuación se presentan una serie de radiografías, donde se observan las alteraciones mencionadas, anotando el número de la radiografía, según la empresa a la que pertenece, las iniciales del nombre del trabajador, el género, la edad, el peso, la estatura, el IMC y las alteraciones radiográficas encontradas en cada caso

Se presentan las alteraciones radiográficas del **Grupo 1**, más relevantes de esta serie, presentadas en el **cuadro 4**, y las consideradas como normales por el médico radiólogo:

# <u>7</u>. CQLF. M-22; 80.700; 1.73; IMC= 26.964; <u>Normal</u>.

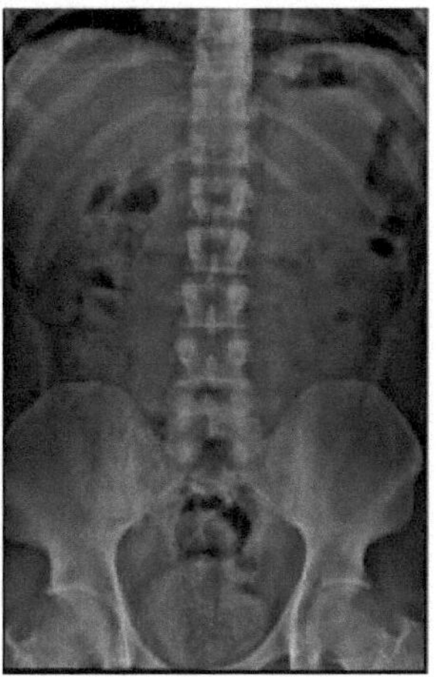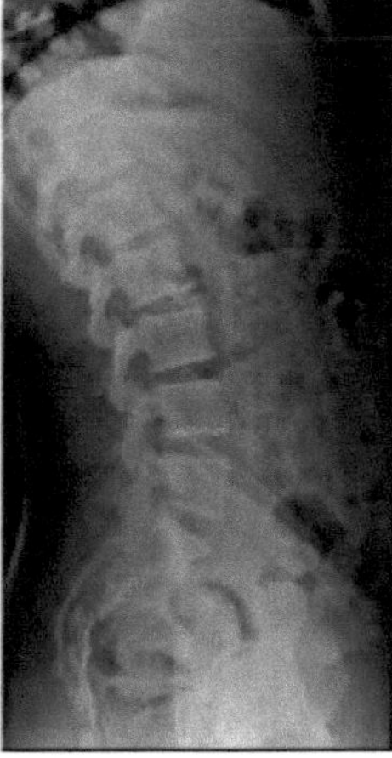

**Figura 2.** Radiografía considerada como normal por el médico radiólogo.

<u>110</u>. EFE. M-55; 69.900; 1.63; 26.309; <u>Normal</u>.

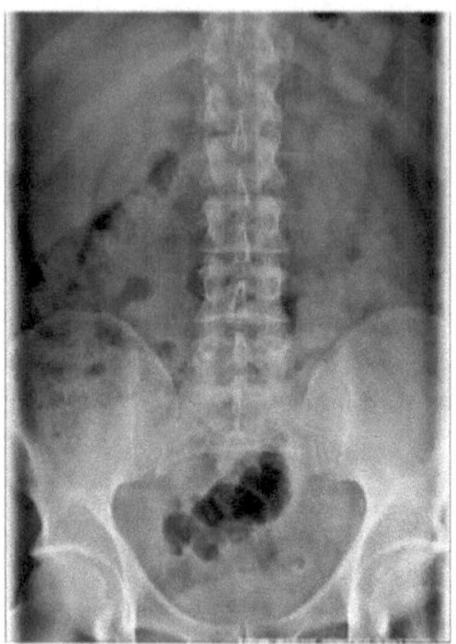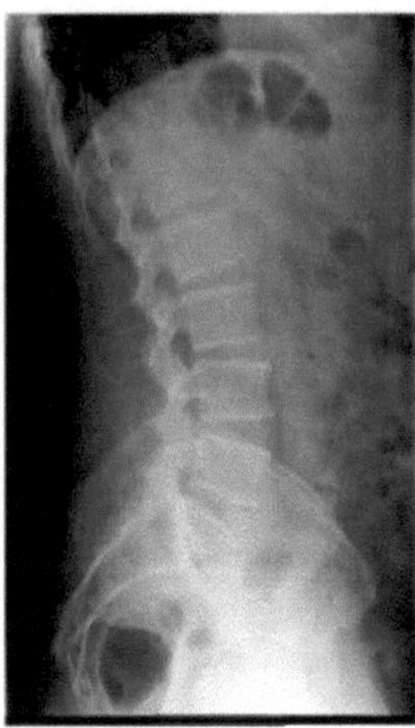

**Figura 3.** Radiografía considerada como normal por el médico radiólogo.

<u>29</u>. HRG; M-45; 80.000; 1.64; 29.744; <u>BPD-15; EscCl-7°; HL; Cl; DEIV-L4-S1</u>.

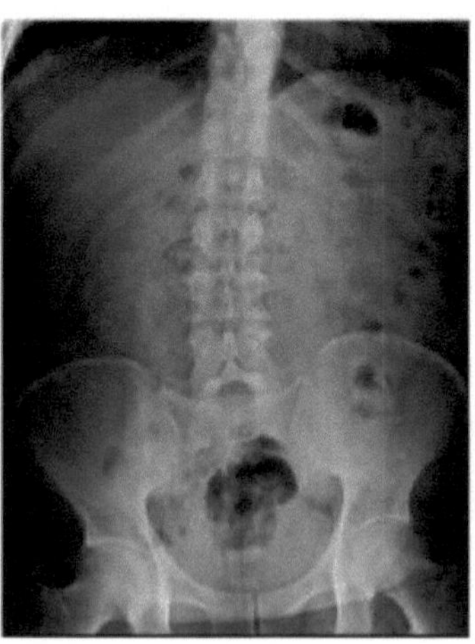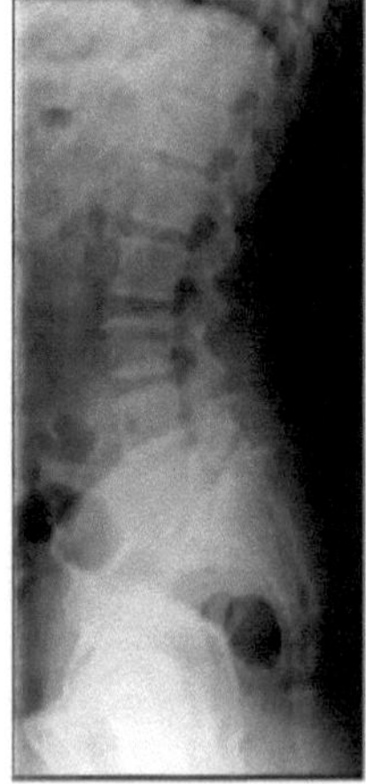

**Figura 4.** Basculación pélvica derecha (BPD) con escoliosis levo-cóncava (EScLC) como debe ser lo normal. La concavidad de la escoliosis es contraria a la basculación pélvica.

# 91. BPCU. M-19; 57.000; 1.73; 19.045; BPD-24; LLR.

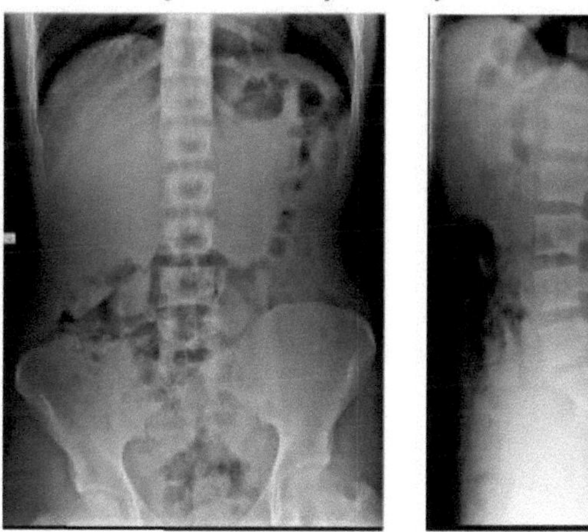

**Figura 5.** Basculación pélvica derecha sin escoliosis (BPD). Situación fuera de lo esperado. Ya que generalmente se presenta escoliosis de concavidad contraria a la basculación pélvica

# 21. CTJM. M-21; 65.500; 1.74; 21.634; BPD-8; EscDC-2°; LLR; DEIV-L5S1.

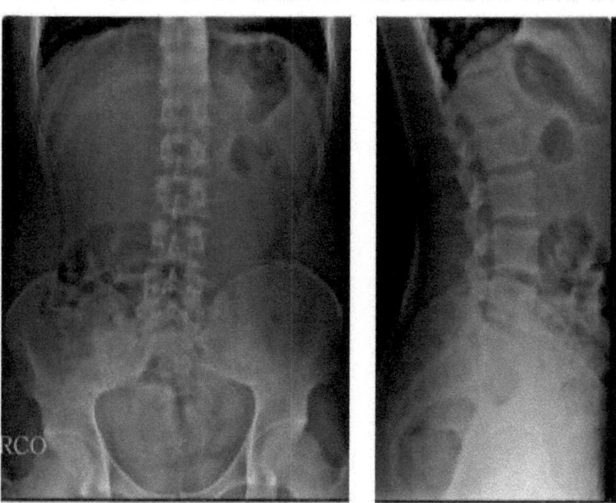

**Figura 6.** Basculación pélvica derecha (BPD) con escoliosis dextro-cóncava (EScDC). Concavidad de la escoliosis del mismo lado que la basculación pélvica. Situación fuera de lo esperado.

<u>25</u>. ChAJL. M-18; 92.000; 1.72; 31.098; <u>BPI-15; EscCD-2°; VTL-S; LLR</u>.

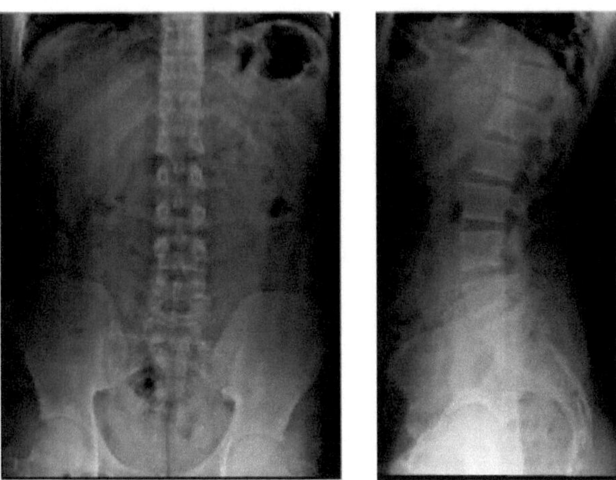

**Figura 7.** Vértebra de transición lumbo-sacra (VTLS). Generalmente acompañada de otras alteraciones radiográficas, como basculación pélvica, escoliosis, etc.

## <u>89</u>. VHVA; M-35; 49.200; 1.54; 20.745; <u>BPD-5; MAT-L5; EDD</u>.

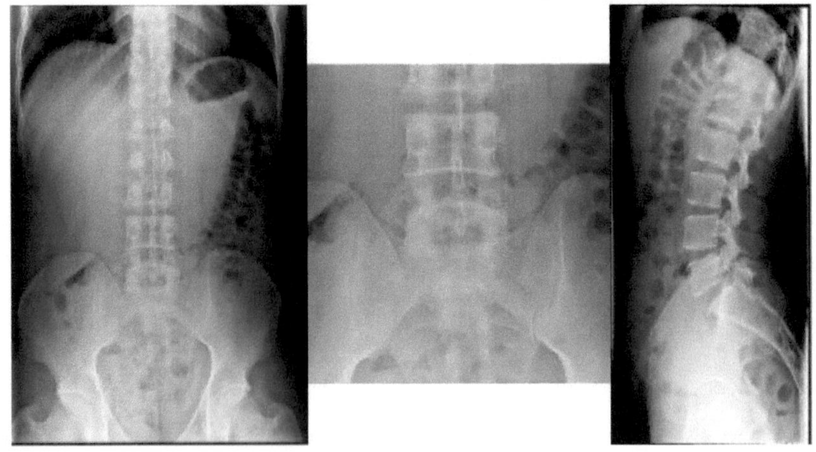

**Figura 8.** Mega-apófisis transversa de L5. Puede estar fusionada a alguna parte de la pelvis o estar libre (MA-T).

16. NMF. M-46; 96.500; 1.74; 31.873; BPI-8; EscDC; DEIV-L3-S1; PHVs.

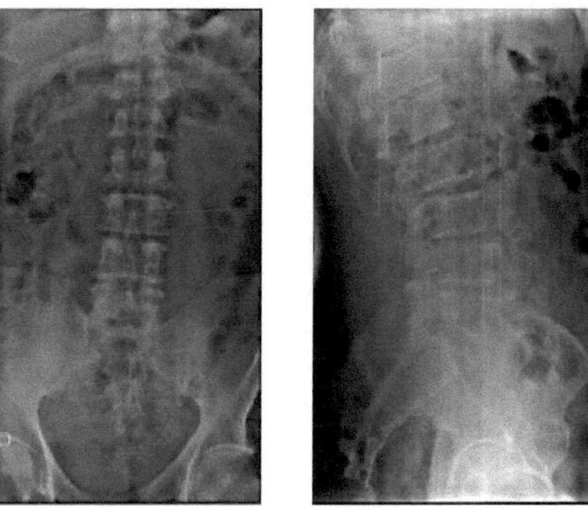

**Figura 9.** Procesos hipertróficos y degenerativos de los cuerpos vertebrales (PHVs).

113. VGR. M-41; 93.700; 1.68; 33.199; BPD-15; RESc-6°; HL-45°; CI; PHVs; DEIV-L4-L5-S1.

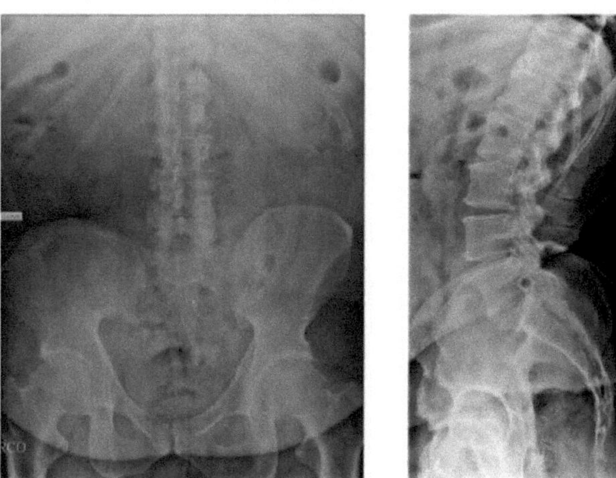

**Figura 10.** Procesos hipertróficos y degenerativos de los cuerpos vertebrales (PHVs).

<u>94</u>. ACLA. M-23; 87.000; 1.76; 28.086; <u>HL-51°; CI; DEIV-L5S1</u>.

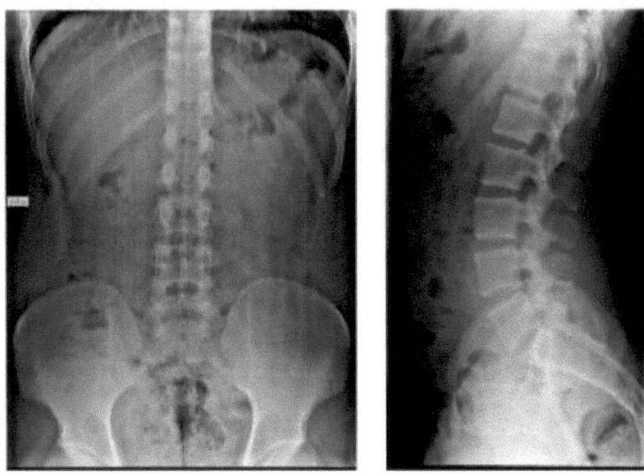

**Figura 11.** Hiperlordosis (HL) y Columna Inestable (CI). Estas alteraciones radiográficas generalmente van juntas; la segunda es secundaria a la primera y pueden acompañarse de otras alteraciones.

<u>114</u>. CFIG.M-25; 80.000; 1.71; 27.359; <u>BPD-14; EScLC; HL-57°; CI; DEIV-L5S1</u>.

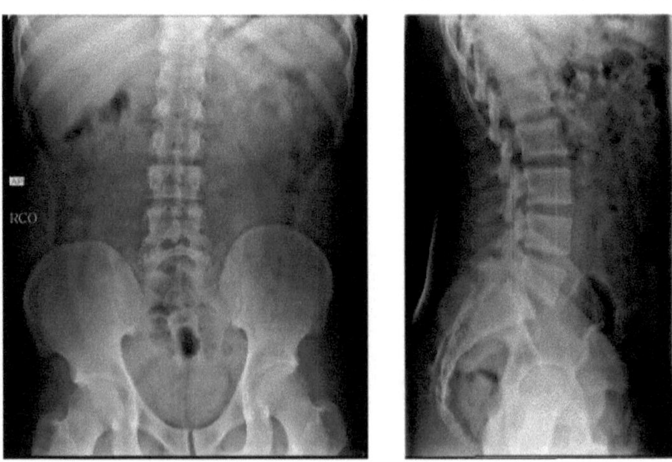

**Figura 12.** Disminución del espacio intervertebral L5S1. Generalmente asociada a probable hernia discal.

<u>5</u>. MHEE. M-19; 93.900; 1.78; IMC= 29.636; <u>LLR; DEIV-L5S1</u>.

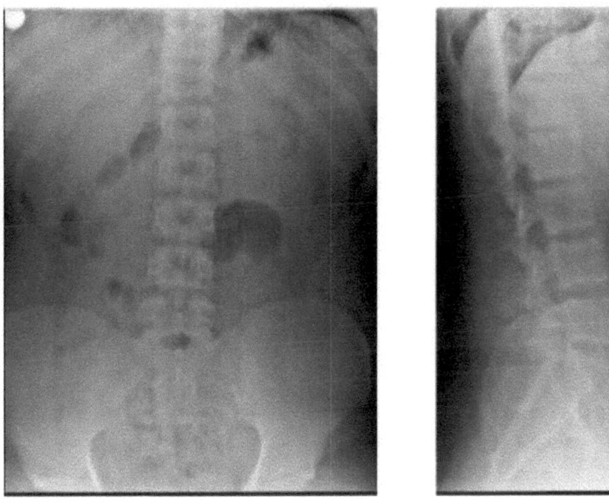

**Figura 13.** Lordosis lumbar rectificada (LLR). Es la pérdida de la curvatura natural de la columna lumbar.

<u>87</u>. GGE; M-45; 89.800; 1.65; 32.984; <u>BPD-6; ELt-GII-L5S1</u>.

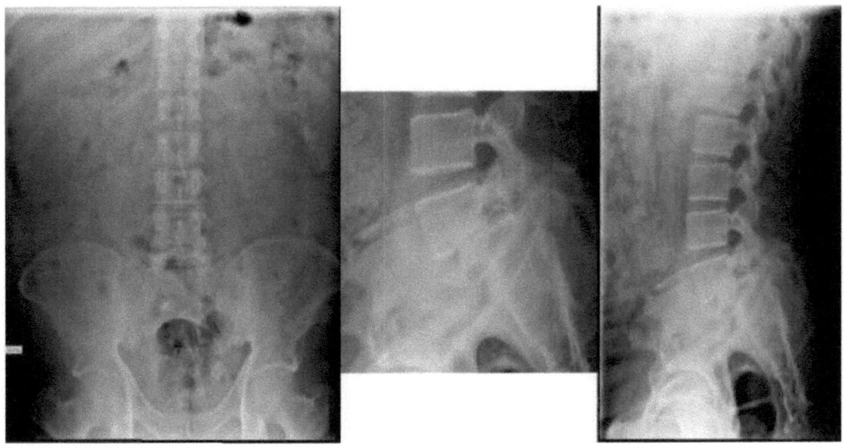

**Figura 14.** Espondilolistesis anterior G-II (ELt). Es el desplazamiento de una vértebra hacia adelante o hacia atrás. Generalmente es hacia adelante y frecuentemente en L5S1.

<u>28</u>. GRMA; M-34; 76.500; 1.62; 29.150; <u>BPI; EscDC; DEIV-L5S1</u>.

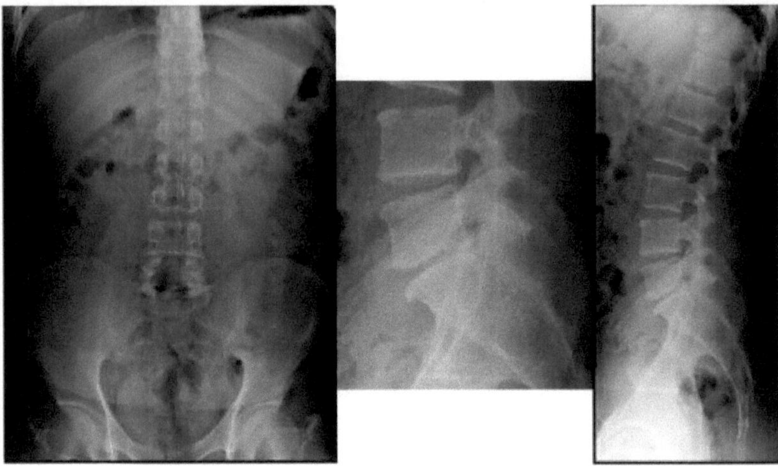

**Figura 15.** Disminución del espacio intervertebral (DEIV), L5S1. En este lugar es donde más frecuentemente se presenta. Generalmente va a estar asociada a probable hernia discal.

## 117. CHB. M38; 65.500; 1.68; 23.207; BPⅮ, DEIV-L5S1.

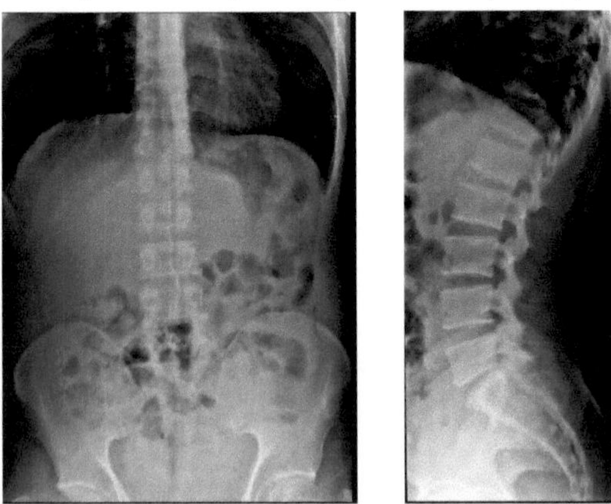

**Figura 16.** Disminución del espacio intervertebral (DEIV), L5S1 En este lugar es donde más frecuentemente se presenta. Generalmente va a estar asociada a probable hernia discal.

63. GNJD; M-20; 79.400; 1.74; 26.225; BPD; EscLC-2°; Fx-L2; DEIV-L5-S1.

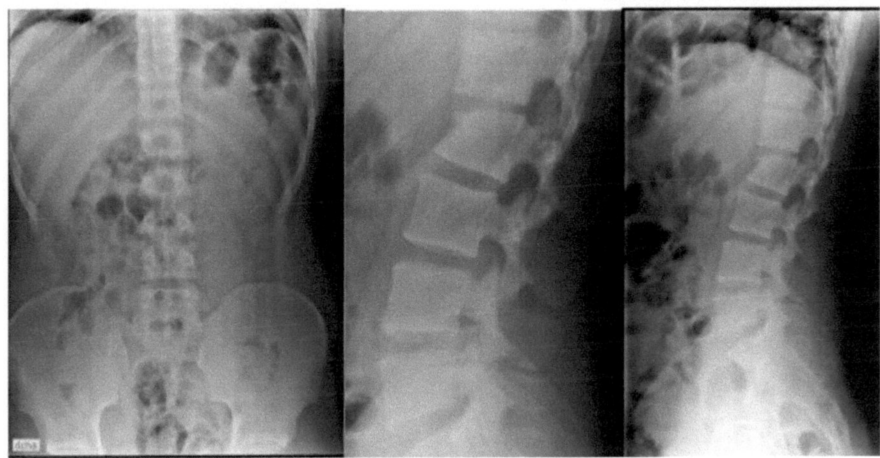

**Figura 17.** Fractura por compresión del cuerpo vertebral lumbar 2 (Fx).

156. GAB. M-19; 48.200; 1.60; 18.828; VTLS; BPI-21; EScDC-3°; Faja Lumbar.

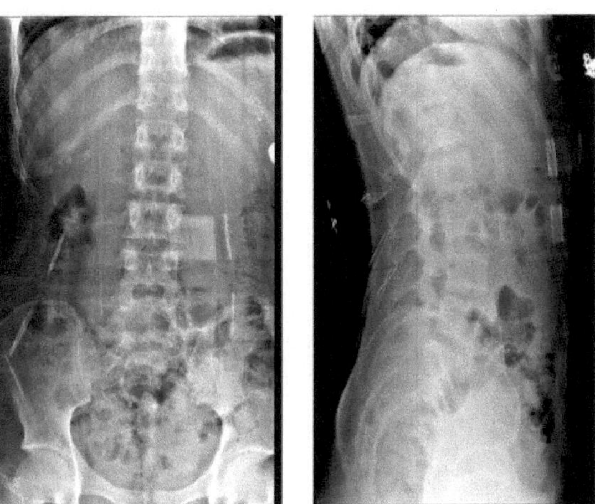

**Figura 18.** El trabajador se tomó la radiografía con faja lumbar y cuando se presentó al examen médico se presentó sin faja.

En el **Grupo 2**, la alteración más frecuente reportada, como se observa en el **cuadro 4**, fue la <u>basculación pélvica</u> derecha o izquierda (BP), con 98 casos (18.95%). La segunda alteración reportada, fue la <u>desviación anterior o posterior del coxis</u> (DCx), con 81 casos (15.66%). La tercera alteración reportada, fue la <u>escoliosis lumbar</u> (EScL), con 70 casos (13.53%), de concavidad derecha o izquierda. La cuarta alteración reportada, es la <u>columna inestable</u> (CI), con 57 casos (11.02%). La quinta alteración reportada es la <u>hiperlordosis</u> (HL), con 56 casos (10.83%). La sexta alteración reportada es la <u>disminución del espacio intervertebral</u> (DEIV), con 41 casos (7.93%). La séptima alteración reportada, son los <u>procesos hipertróficos vertebrales</u> (PHVs), con 20 casos (3.86%). La octava alteración reportada son las espondilolistesis, con 19 casos (3.67%). El resto de alteraciones son de menor frecuencia y en total suman 11 alteraciones (11.37%).

A continuación se presentan las alteraciones radiográficas del **Grupo 2**, más relevantes de esta serie, presentadas en el **cuadro 4**.

# <u>98</u>. NRBE; M-27; 69.400; 1.70; 24.014; <u>Normal</u>.

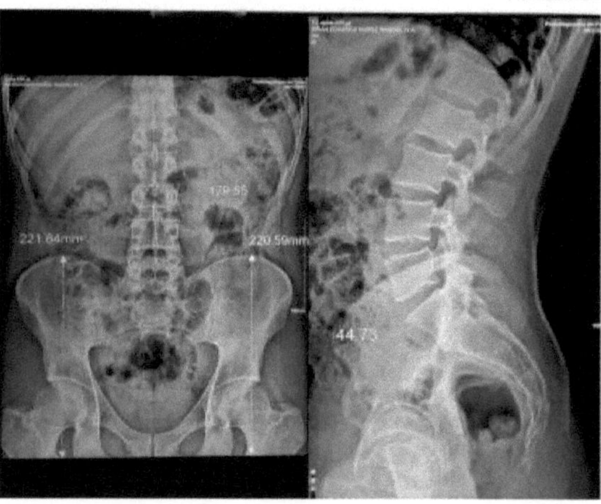

**Figura 19.** Radiografía considerada como normal por el médico radiólogo (Normal).

<u>74</u>. PSJPR; M-27; 76.600; 1.56; 31.476; <u>BPI-15; EScDC-7°;</u> DPCx.

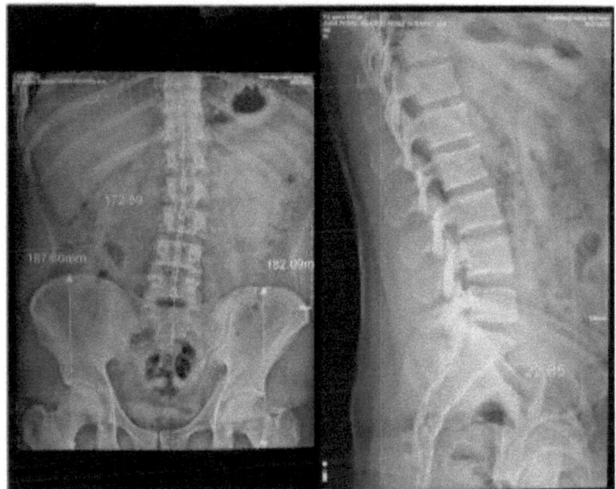

**Figura 20.** Basculación pélvica izquierda (BPI) con escoliosis dextro-cóncava (EScDC) como debe ser lo normal. Concavidad de la escoliosis contraria a la basculación pélvica.

<u>95</u>. VHA. M-38; 94.800; 1.70; 32.903; <u>EScLC-12°; CI; PHV; DEIV-L5S1</u>.

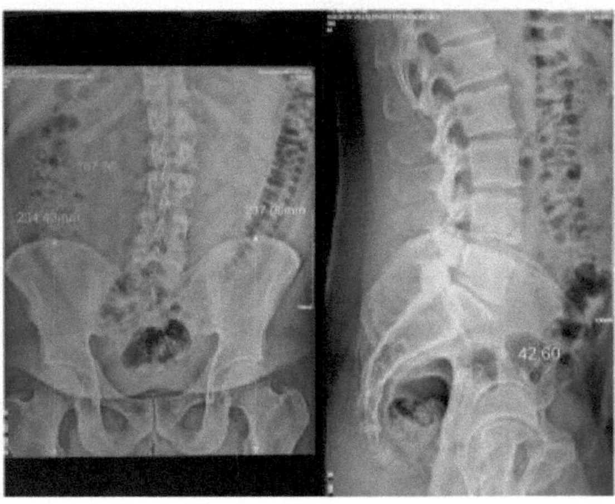

**Figura 21.** Escoliosis dextro-cóncava sin basculación pélvica (EScDC).

<u>104</u>.GRCI. M-22; 83.800; 1.64; 31.157; BPD-7; EScDC-11°.

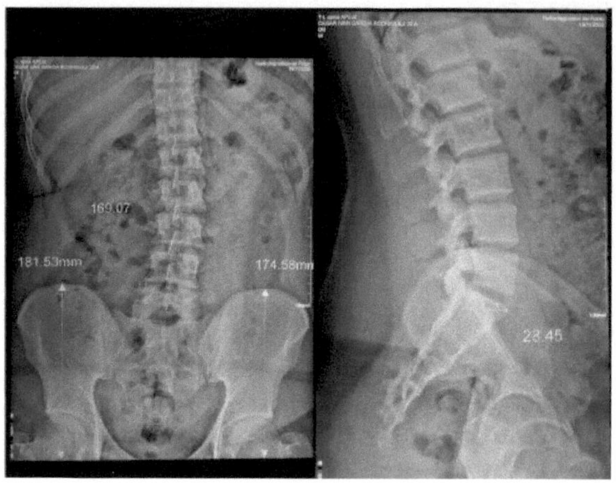

**Figura 22.** Basculación pélvica izquierda (BPI) con escoliosis dextro-cóncava

<u>3</u>. RMJJ. M-30; 75.800; 1.71; IMC= 25.923; <u>BPD-13; DEIV L4-S1; FxAA-L5; AL L5-S1; DACx</u>.

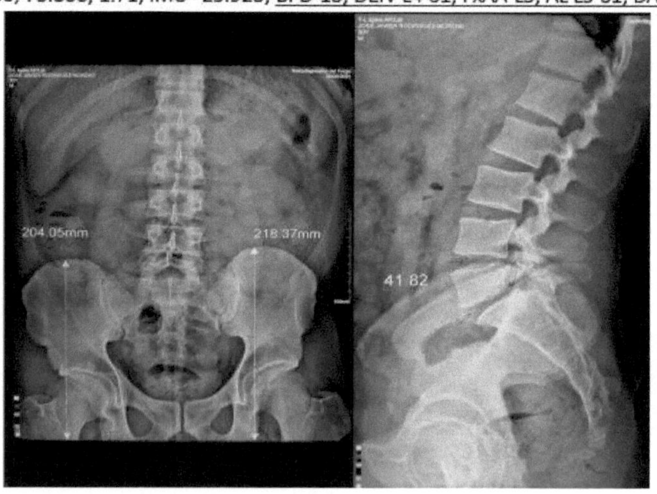

**Figura 23.** Basculación pélvica derecha sin escoliosis (BPD).

<u>95</u>. VHA. M-38; 94.800; 1.70; 32.903; <u>EScLC-12°; CI; PHV; DEIV-L5S1</u>.

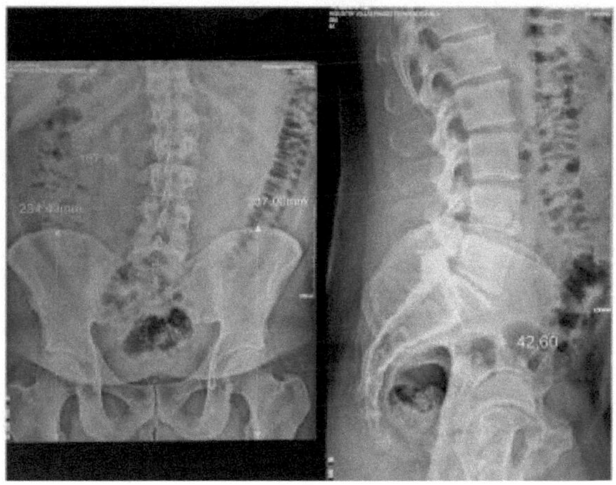

**Figura 24.** Basculación pélvica derecha (BPD) con escoliosis dextro-cóncava (EScDC). La concavidad de la escoliosis del mismo lado que la basculación pélvica, situación fuera de lo esperado.

<u>22</u>. BCJ; M-21; 64.400; 1.67; IMC= 23.092; <u>VTLS; EScLC; EBO-L6; HL-46°</u>.

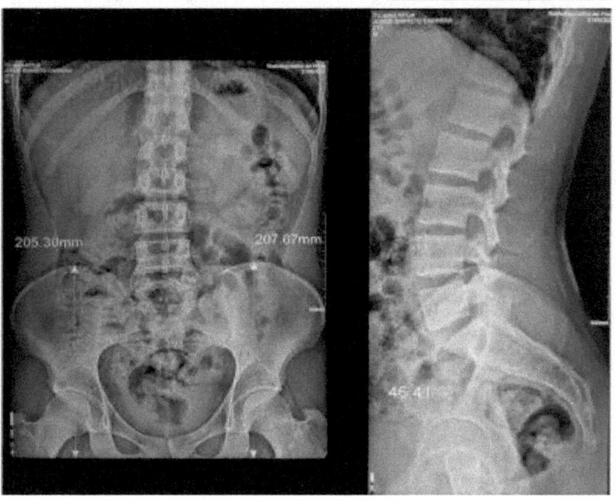

**Figura 25.** Vértebra de transición lumbo-sacra, con espína bífida oculta en L-6.

<u>25</u>. ESVH; M-30; 102.400; 1.80; IMC= 31.605; <u>EBO</u>; <u>CI</u>; <u>HL-47°</u>.

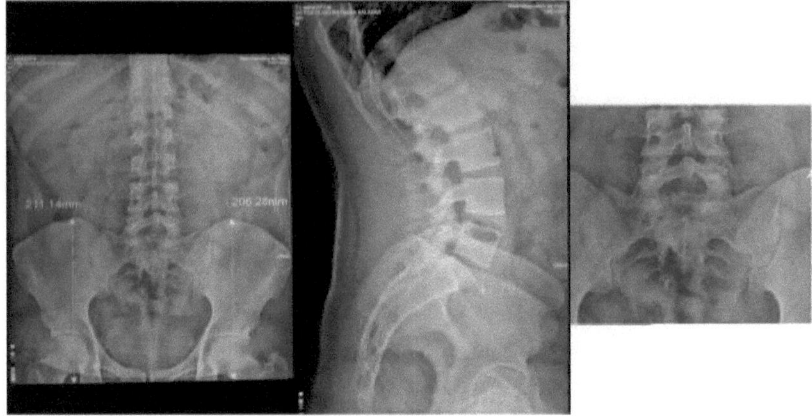

**Figura 26.** Espina bífida oculta en L-5.


<u>93</u>. GCRE; M-24; 121.200; 1.70; 41.938; <u>BPD-9</u>; <u>EScLC-7°</u>; <u>MAT-L5</u>; <u>DEIV-L5S1</u>.

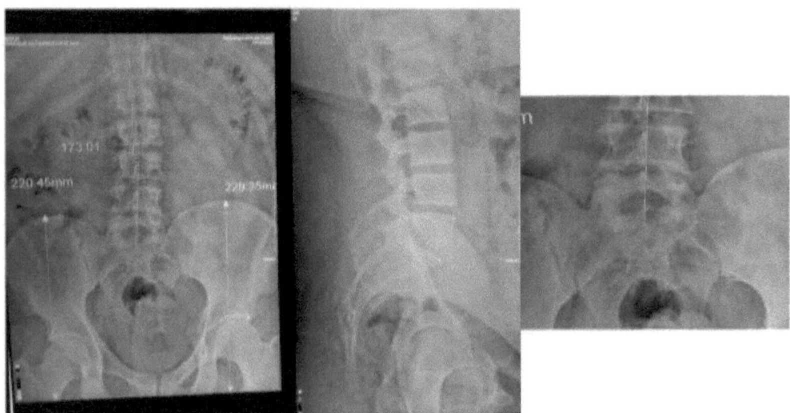

**Figura 27.** Mega-Apófisis transversa en L-5.

99. LGAJ. M33; 121.900; 1.75; 39.804; G1-L5S1; FxAAL5; DEIVL5S1;DCx.

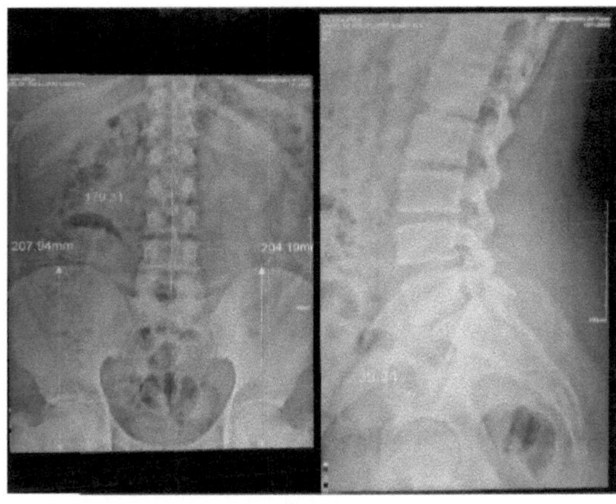

**Figura 28.** Fractura de apófisis articular distal de L-5.


7. GMJCA; M-24; 63.700; 1.63; IMC=23.975; PHVs; DEIV L4-S1; DACx.

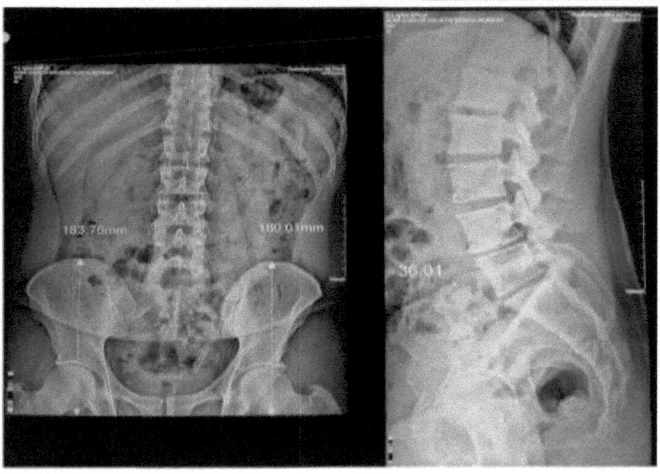

**Figura 29.** Procesos hipertróficos y degenerativos de cuerpos vertebrales y enfermedad discal degenerativa.

53. RRJC; M-29; 87.700; 1.67; IMC= 31.446; MAT-L5; HL-60°; CI; DACx.

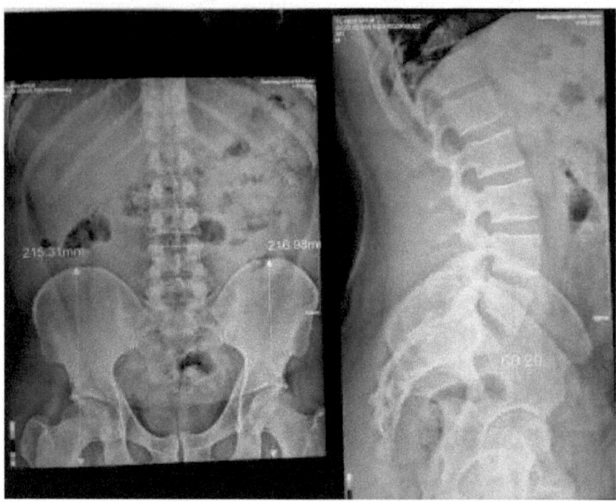

**Figura 30.** Hiperlordosis de 60° y columna inestable, patologías frecuentemente inseparables.

87. MOSE. M-37; 89.500; 1.58; 35.852; FxAA-L5; ELtG1-L5S1; DEIV-L5S1; DPCx.

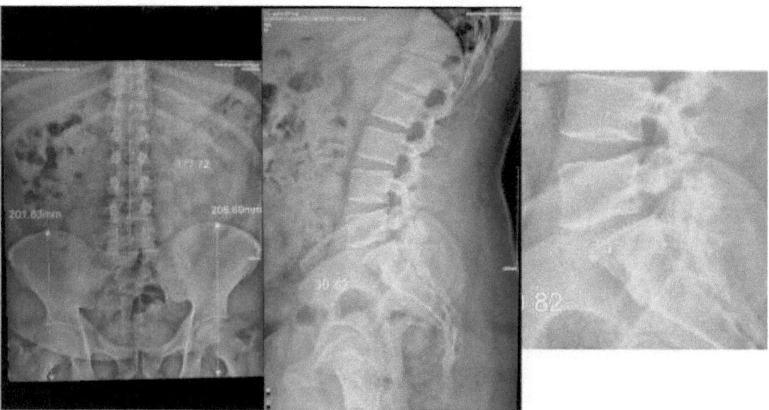

**Figura 31.** Espondilolistesis anterior G-1, en L5-S1 y desviación posterior del coxis.

88. MJFJ. M-28; 80.300; 1.67; 28.793; <u>BPD-6; EScLC-5°; HL-47°; CI; RELt G-1; DEIV-L5S1</u>.

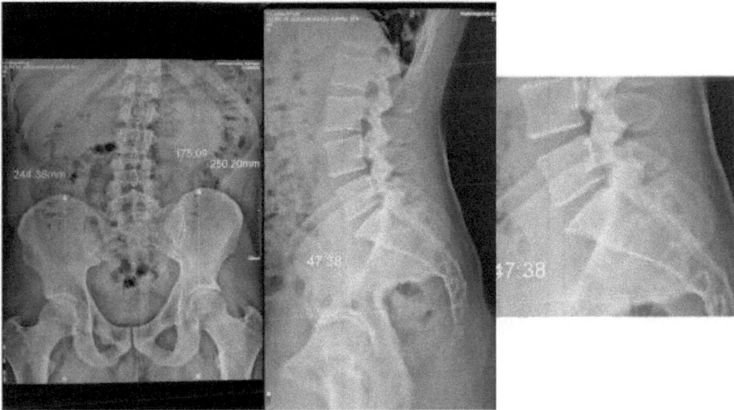

**Figura 32.** Espondilolistesis posterior G-1, en L5-S1.


<u>3</u>. RMJJ. M-30; 75.800; 1.71; IMC= 25.923; <u>BPD-13; DEIV L4-S1; FxAA-L5; ELt L5-S1; DACx</u>.

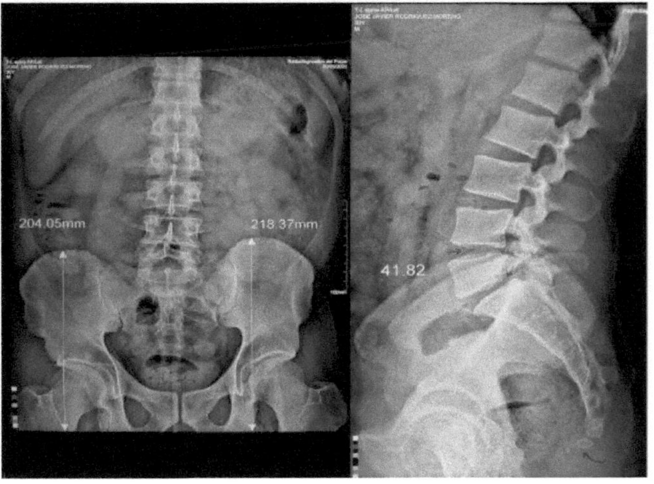

**Figura 33.** Espondilolistesis posterior G-1, en L5-S1

<u>5</u>. OGMA; M-29; 94.300; 1.75; IMC=30.792; <u>BPD-4; NSCh-L3; DEIV L5-S1</u>.

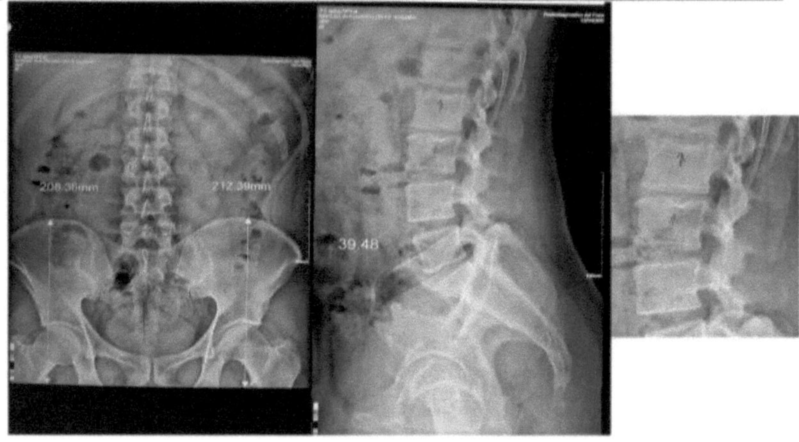

**Figura 34.** Nodulo de Schmorl en L2 y L3.

<u>95</u>. VHA. M-38; 94.800; 1.70; 32.903; <u>EScLC-12°; CI; PHV; DEIV-L5S1</u>.

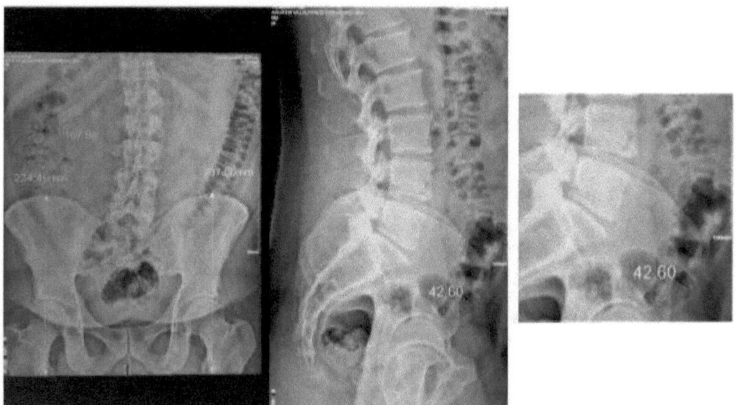

**Figura 35.** Disminución el espacio intervertebral L5S1.

<u>**64**</u>. MCJJ; M-32; 80.500; 1.67; 28.864; **<u>HL-48°</u>; <u>FxAA-L5</u>.**

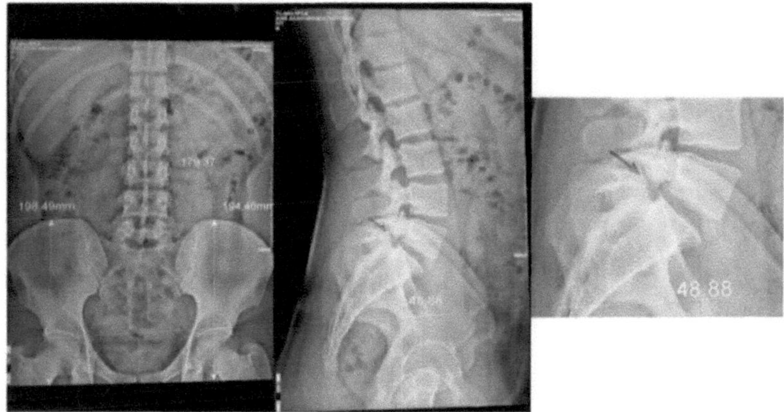

**Figura 36.** Fractura  de apófisis articular de L5.


<u>19</u>. SGOA; M-31; 105.800; 1.75; IMC= 34.547; <u>BPI-10</u>; <u>EscDC</u>; <u>AC-L1</u>.

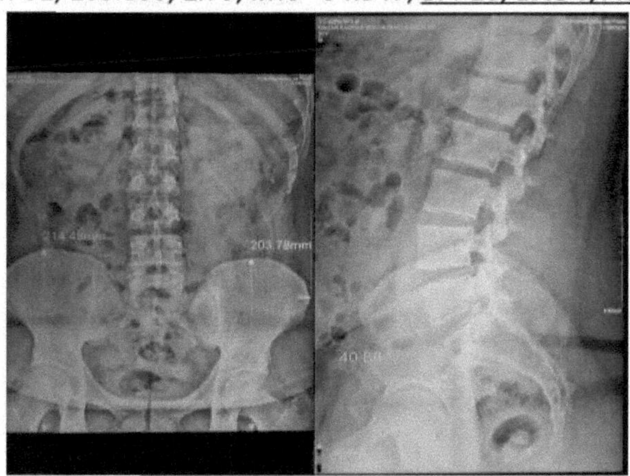

**Figura 37.** Acuñamiento anterior del cuerpo vertebral L-1.

62. VUAA; M-36; 61.500; 1.65; 22.589; BPD-8; EScLC-5°; DACx.

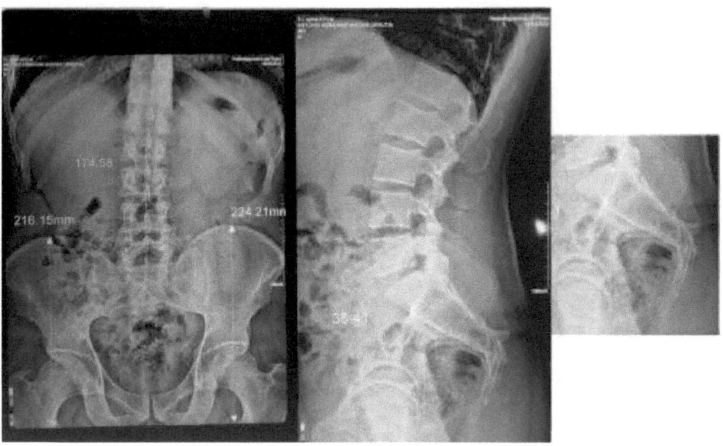

**Figura 38.** Desviación anterior del coxis.

47. IPEA; M-28; 71.700; 1.63; IMC=26.986; BPI-6; DPCx.

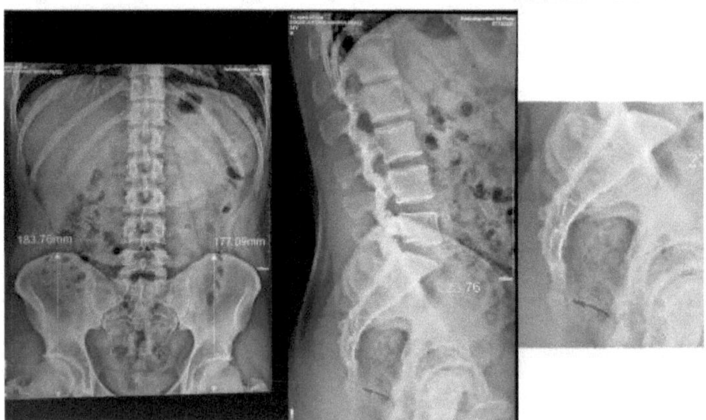

**Figura 39.** Desviación posterior del coxis.

En **Ambos Grupos**, la alteración más frecuente reportada, como se observa en el **cuadro 4**, fue la <u>basculación pélvica</u> derecha o izquierda (BP), con 253 casos (21.53%). La segunda alteración reportada, fue la <u>disminución del espacio intervertebral</u> (DEIV), con 178 casos (15.14%). La tercera alteración reportada, fue la <u>escoliosis lumbar</u> (EScL), de concavidad derecha o izquierda, con 174 casos (14.80%). La cuarta alteración encontrada es la <u>hiperlordosis</u> (HL), con 121 casos (10.29). La quinta alteración reportada, es la <u>columna instable</u> (CI), con118 casos (10.04). La sexta alteración encontrada, es la <u>desviación anterior o posterior del coxis</u>, con 117 casos (9.95%). La séptima alteración encontrada es la <u>lordosis lumbar rectificada</u> (LLR), con50 casos (4.25%). La octava alteración reportada, es la <u>espondilolistesis</u> (Elt), con 33 casos (1.10%). El resto de alteraciones son de menor frecuencia y en total suman 9 alteraciones (11.20%).

Como podemos observar las alteraciones radiográficas encontradas en ambos grupos son porcentualmente muy similares como se puede ver en el **cuadro 4**. Sólo vamos a observar una gran diferencia en los porcentajes en que los radiólogos de ambos grupos ponen mayor observación o predilección en alguna alteración en particular, como son: El radiólogo del **G-1**, reporta disminución del espacio intervertebral L5-S1, en 130 casos con 20.80% y el radiólogo del **G-2**, reporta 41 casos con 7.93%. El radiólogo del **G-2**, reporta desviación anterior o posterior del coxis, en 81 casos con 15.66% y el radiólogo del **G-1**, reporta 36 casos con 5.47%.

El **Grupo 1**, que se observa en el **cuadro 5**, en relación a los resultados de la división del grupo en dos series, de la mediana hacia abajo y de la mediana hacia arriba, según su **edad**, se observaron los siguientes resultados: a) las alteraciones en ambas radiografías (antero-posterior y lateral) y en el total de ambas radiografías, fueron menores en los casos de menor edad, 295 (45.24%) y mayores en los casos de mayor edad, 357 (54.75%); b) en el caso de la **estatura**, se observó en ambas radiografías, que el número de alteraciones encontradas en ambas series fueron casi iguales en ambas divisiones relacionadas con la estatura, con los siguientes resultados, 328 (50.30%) en los de menor estatura y 324 (49.69%) en los de mayor estatura; c) en el caso del peso y el **índice de masa corporal (IMC)** el número de alteraciones en ambas radiografías, fueron menores para los casos de menor peso e **IMC**, con 289 (44.32%) y mayores para los casos de mayor peso e **IMC**, 363 (55.67%). Los resultados en relación a la **edad**, se observan mayores alteraciones radiográficas en el sub-grupo de mayor edad que en el subgrupo de menor edad. Los resultados en relación a la **estatura** no se observan diferencias en los sub-grupos. En el sub-grupo de mayor **peso corporal (IMC)**, se obtienen mayores alteraciones radiográficas, que en el sub-grupo de menor peso. Concluyendo que la diferencia de **estatura** no participa en el número de alteraciones radiográficas, en cambio en relación a la **edad** se observa que a menor edad menores alteraciones radiográficas y a mayor edad mayores alteraciones radiográficas. El mismo comportamiento se observa en relación al **peso corporal (IMC)**: a menor peso corporal, menor número de alteraciones radiográficas y a mayor peso corporal (IMC), mayor número de alteraciones radiográficas.

Cuadro 5. Radiografías A.P. y lateral de columna lumbosacra de ingreso de trabajadores de empresa de rehabilitación de carreteras.

| Grupo 1 Mediana | Radiografía A.P. | | | | | | | Total | | Total | % |
|---|---|---|---|---|---|---|---|---|---|---|---|
| | BP | ESC-L | VTL-S | EsBO | M-AT | Fx | PHVs | | | | |
| 1-100: Edad | 75 | 50 | 4 | 0 | 0 | 0 | 0 | 129 | | 295 | 45.24 |
| 101-200: Edad | 80 | 54 | 3 | 1 | 1 | 0 | 5 | 144 | | 357 | 54.75 |
| 1-100: Estatura | 76 | 52 | 5 | 1 | 1 | 0 | 3 | 138 | | 328 | 50.30 |
| 101-200: Estatura | 79 | 52 | 2 | 0 | 0 | 0 | 2 | 135 | | 324 | 49.69 |
| 1-100: IMC | 73 | 45 | 3 | 1 | 1 | 0 | 1 | 124 | | 289 | 44.32 |
| 101-200: IMC | 82 | 59 | 4 | 0 | 0 | 0 | 4 | 149 | | 363 | 55.67 |
| Total | 155 | 104 | 7 | 1 | 1 | 0 | 5 | 273 | | 652 | 100% |

| Grupo 1 Mediana | Radiografía Lateral | | | | | | | | | | Total |
|---|---|---|---|---|---|---|---|---|---|---|---|
| | CI | HL | EDD | LLR | Elt | NSCh | DEIV | Fx | AC-CV | DCx | |
| 1-100: Edad | 30 | 27 | 0 | 22 | 4 | 0 | 58 | 2 | 4 | 19 | 166 |
| 101-200: Edad | 31 | 38 | 4 | 25 | 10 | 2 | 79 | 6 | 1 | 17 | 213 |
| 1-100: Estatura | 30 | 34 | 2 | 19 | 7 | 1 | 71 | 4 | 2 | 20 | 190 |
| 101-200: Estatura | 31 | 31 | 2 | 28 | 7 | 1 | 66 | 4 | 3 | 16 | 189 |
| 1-100: IMC | 26 | 28 | 1 | 25 | 4 | 0 | 62 | 4 | 2 | 13 | 165 |
| 101-200: IMC | 35 | 37 | 3 | 22 | 10 | 2 | 75 | 4 | 3 | 23 | 214 |
| Total | 61 | 65 | 4 | 47 | 14 | 2 | 137 | 8 | 5 | 36 | 379 |
| Casos Normales | 6 | Número de alteraciones en ambas radiografías por empresa y por caso: | | | | | | | 3.26 | | |

El **Grupo 2**, que se observa en el **cuadro 6**, en relación a los resultados de la división del grupo en dos series, de la mediana hacia abajo y de la mediana hacia arriba, según su **edad**, se observaron los siguientes resultados: a) las alteraciones en ambas radiografías (antero-posterior y lateral), fueron menores en los casos de menor edad, 228 (44.97%) y mayores alteraciones radiográficas, en los casos de mayor edad, 279 (55.02%); b) en relación a la **estatura**, se observó en ambas radiografías, que el número de alteraciones encontradas en ambos sub-grupos las diferencias no fueron significativas, 261 (51.47%) para los de menor estatura y para los de mayor estatura fueron los siguientes resultados 246 (48.52%); c) en el caso del **índice de masa corporal (IMC),** el número de alteraciones radiográficas en ambas radiografías en los dos sub-grupos, fueron menores para los casos de menor **IMC**, 221 (43.58%) y mayores para los casos de mayor **IMC**, 286 (56.41%). Se repiten los resultados del grupo anterior. A mayor edad y mayor peso corporal, mayor número de alteraciones radiográficas de columna lumbo-sacra.

Cuadro 6. Radiografías A.P. y lateral de columna lumba-sacra de ingreso de trabajadores de empresa procesadora y distribución de pollos.

| Grupo 2 Mediana | Radiografía A.P. | | | | | | | | Ambas Rx´s | % |
|---|---|---|---|---|---|---|---|---|---|---|
| | BP | ESC-L | VTL-S | EsBO | M-AT | Fx | PHVs | Total | | |
| 1-100: Edad | 47 | 30 | 8 | 3 | 7 | 1 | 5 | 101 | 228 | 44.97 |
| 101-200: Edad | 51 | 40 | 6 | 2 | 4 | 3 | 15 | 121 | 279 | 55.02 |
| 1-100: Estatura | 53 | 30 | 7 | 2 | 5 | 3 | 12 | 112 | 261 | 51.47 |
| 101-200: Estatura | 45 | 40 | 7 | 3 | 6 | 1 | 8 | 110 | 246 | 48.52 |
| 1-100: IMC | 49 | 29 | 8 | 2 | 5 | 1 | 6 | 100 | 221 | 43.58 |
| 101-200: IMC | 49 | 41 | 6 | 3 | 6 | 3 | 14 | 122 | 286 | 56.41 |
| Total | 98 | 70 | 14 | 5 | 11 | 4 | 20 | 222 | 507 | 100.00 |

| Grupo 2 Mediana | Radiografía Lateral | | | | | | | | | | |
|---|---|---|---|---|---|---|---|---|---|---|---|
| | CI | HL | EDD | LLR | Elt | NSCh | DEIV | Fx | AC-CV | DCx | Total |
| 1-100: Edad | 26 | 21 | 1 | 1 | 6 | 0 | 20 | 3 | 4 | 45 | 127 |
| 101-200: Edad | 31 | 35 | 0 | 2 | 13 | 3 | 21 | 13 | 4 | 36 | 158 |
| 1-100: Estatura | 28 | 31 | 0 | 1 | 10 | 2 | 19 | 8 | 4 | 46 | 149 |
| 101-200: Estatura | 29 | 25 | 1 | 2 | 9 | 1 | 22 | 8 | 4 | 35 | 136 |
| 1-100: IMC | 24 | 26 | 0 | 1 | 8 | 0 | 17 | 6 | 3 | 36 | 121 |
| 101-200: IMC | 33 | 30 | 1 | 2 | 11 | 3 | 24 | 10 | 5 | 45 | 164 |
| Total | 57 | 56 | 1 | 3 | 19 | 3 | 41 | 16 | 8 | 81 | 285 |
| Casos Normales | 9 | Promedio de alteraciones en ambas radiografías por empresa y por caso: | | | | | | | | 2.53 | |

En **Ambos Grupos**, como se observa en el **cuadro 7** y **cuadro 8**, en relación a los resultados de la división de los grupos en dos sub-grupos, de la mediana hacia abajo y de la mediana hacia arriba, se observaron los siguientes resultados: a) según su **edad**, las alteraciones en ambas radiografías (anteroposterior y lateral), fueron menores en los casos de menor edad, con 523 alteraciones (45.12%) y mayores en los casos de mayor edad, 636 alteraciones (54.87%); b) en el caso de la **estatura**, se observó en ambas radiografías, que el número de alteraciones encontradas en ambos sub-grupos, fueron casi iguales y no hubo diferencia significativa, con 589 alteraciones (50.81%), para los de menor estatura y 570 alteraciones para los de mayor estatura (49.18%); c) en los casos relacionados con el **peso y el índice de masa corporal (IMC)**, el número de alteraciones en ambas radiografías en los dos subgrupos, fueron menores para los de menor peso e IMC, 520 (44.86%) y mayores para los casos de mayor peso e IMC, 639 (55.13%). Las diferencias fueron significativas en relación a la edad y el peso corporal (IMC): **por lo que podemos concluir que a mayor edad, mayor número de alteraciones radiográficas de columna lumbo-sacra y a mayor peso e índice de masa corporal, mayor número de alteraciones radiográficas de la columna lumbo-sacra.**

Cuadro 7. Radiografías A.P. y lateral de columna lumbo-sacra de ingreso de trabajadores a ambas empresas.

| Ambos Grupos | Radiografía A.P. | | | | | | | Total | Total | % |
|---|---|---|---|---|---|---|---|---|---|---|
| Mediana | BP | ESC-L | VTL-S | EsBO | M-AT | Fx | PHVs | | | |
| 1-100: Edad | 122 | 80 | 12 | 3 | 7 | 1 | 5 | 230 | 523 | 45.12 |
| 101-200: Edad | 131 | 94 | 9 | 3 | 5 | 3 | 20 | 265 | 636 | 54.87 |
| 1-100: Estatura | 129 | 82 | 12 | 3 | 6 | 3 | 15 | 250 | 589 | 50.81 |
| 101-200: Estatura | 124 | 92 | 9 | 3 | 6 | 1 | 10 | 245 | 570 | 49.18 |
| 1-100: IMC | 122 | 74 | 11 | 3 | 6 | 1 | 17 | 234 | 520 | 44.86 |
| 101-200: IMC | 131 | 100 | 10 | 3 | 6 | 3 | 8 | 261 | 639 | 55.13 |
| Total | 253 | 174 | 21 | 6 | 12 | 4 | 25 | 495 | 1159 | 100% |

| Ambos Grupos | Radiografía Lateral | | | | | | | | | | Total |
|---|---|---|---|---|---|---|---|---|---|---|---|
| Mediana | CI | HL | EDD | LLR | Elt | NSCh | DEIV | Fx | AC-CV | DCx | |
| 1-100: Edad | 56 | 48 | 1 | 23 | 10 | 0 | 78 | 5 | 8 | 64 | 293 |
| 101-200: Edad | 62 | 73 | 4 | 27 | 23 | 5 | 100 | 19 | 5 | 53 | 371 |
| 1-100: Estatura | 58 | 65 | 2 | 20 | 17 | 3 | 90 | 12 | 6 | 66 | 339 |
| 101-200: Estatura | 60 | 56 | 3 | 30 | 16 | 2 | 88 | 12 | 7 | 51 | 325 |
| 1-100: IMC | 50 | 54 | 1 | 26 | 12 | 0 | 79 | 10 | 5 | 49 | 286 |
| 101-200: IMC | 68 | 67 | 4 | 24 | 21 | 5 | 99 | 14 | 8 | 68 | 378 |
| Total | 118 | 121 | 5 | 50 | 33 | 5 | 178 | 24 | 13 | 117 | 664 |
| Casos Normales | 15 | Número de alteraciones en ambas radiografías por empresa y por caso: | | | | | | | 2.89 | | |

Los resultados mencionados en los tres cuadros anteriores (**Cuadros 5, 6 y 7**) se observan con más claridad en el **Cuadro 8**.

Cuadro 8. Alteraciones radiográficas en los grupos según edad, estatura y peso (IMC)

| | G-1 | | G-2 | | Ambos Grupos | |
|---|---|---|---|---|---|---|
| Mediana | Ambas Rx´s | % | Ambas Rx´s | % | Ambas Rx´s | % |
| Edad: 1-100 años | 295 | 45.24 | 228 | 44.97 | 523 | 45.12 |
| Edad: 101-200 años | 357 | 54.75 | 279 | 55.02 | 636 | 54.87 |
| Estatura: 1-100 m | 328 | 50.30 | 261 | 51.47 | 589 | 50.81 |
| Estatura: 101-200 m | 324 | 49.69 | 246 | 48.52 | 570 | 49.18 |
| Peso: 1-100 IMC | 289 | 44.32 | 221 | 43.58 | 520 | 44.86 |
| Peso: 101-200 IMC | 363 | 55.67 | 286 | 56.41 | 639 | 55.13 |
| Total | 652 | 100% | 507 | 100.00 | 1159 | 100% |

Para finalizar, presento un caso ilustrativo al que le di seguimiento, que no corresponde a ninguna de las dos empresas. Un joven al que se le tomó una radiografía por contusión de parrilla costal derecha, en la cual se alcanzó a observar, escoliosis. Se le solicitaron radiografías antero-posterior y lateral de columna lumbo-sacra adicionales, presentando: cuatro alteraciones radiográficas, entre ellas, dos de las más frecuentes  que se presentan en las radiografías antero-posteriores (Basculación pélvica y Escoliosis). Además presentaba vértebra de transición lumbo-sacra y mega-apófisis transversa izquierda de L6 (Figura 40). Se le realizo medición radiográfica de miembros inferiores, no encontrándose diferencia de longitud entre ambos miembros. Ante este resultado, se le solicitó radiografía anteroposterior de pelvis con inclinación de 30°, donde se observó que la mega-apófisis transversa izquierda de L6 estaba fusionada con el sacro (Figura 41). Se le realizó una cirugía para liberar la fusión apófisis transversa izquierda L6 del sacro (Figura 42).

El presente caso es para enfatizar, que si nos hubiéramos quedado sólo en las primeras dos radiografías y no hubiéramos profundizado en el estudio del joven no se hubiera encontrado la causa y no se le hubiera resuelto su problema.

## HOP. M-21;  BPI-19; EScDC-; VTLS; MAT-L6.

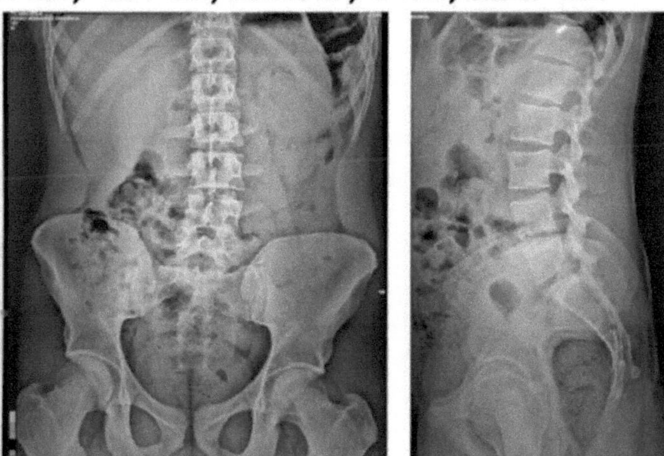

**Figura 40.** Basculación pélvica izquierda, escoliosis lumbar dextrocóncava, vértebra de transición lumbo-sacra y mega-apófisis transversa izquierda de L6.

# HOP. M-21;  BPI-19; EScDC-; VTLS; MAT-L6.

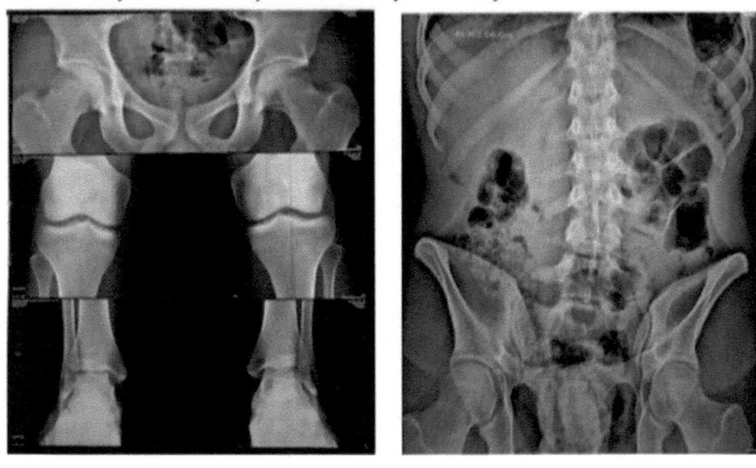

**Figura 41.** Medición radiológica de miembros inferiores y fusión de apófisis transversa izquierda de L6 con el sacro.

# HOP. M-21;  BPI-19; EScDC-; VTLS; MAT-L6.

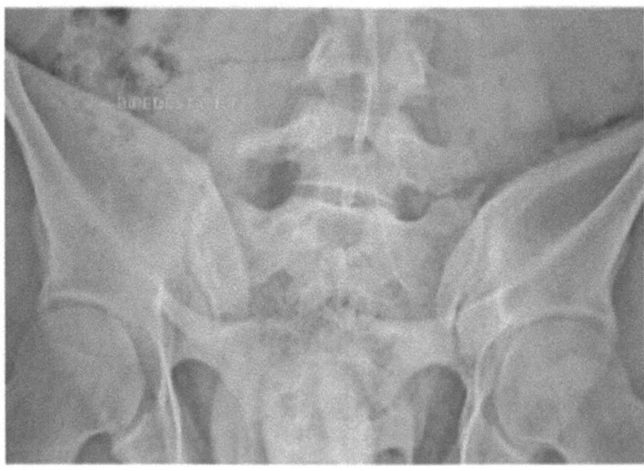

**Figura 42.** Liberación de la fusión de apófisis transversa izquierda de L6-sacro.

**Comentarios y Conclusiones:**

Se realizó una evaluación en los dos grupos una al llegar a las 100 radiografías y después al llegar a las 200 radiografías, encontrándose que no hubo diferencias significativas en la edad, el peso, el índice de masa corporal (IMC), ni en los porcentajes de alteraciones radiográficas como sub-grupos, ni en la posición que ocupaban éstas en el conjunto, salvo las diferencias particulares de interpretación de cada radiólogo, como son: disminución del espacio intervertebral L5-S1, para el radiólogo del Grupo 1 y la desviación anterior o posterior del coxis, del Grupo 2, ya comentadas.

Las diferencias de **edad** entre los grupos, fue de 3.32 años a favor del **Grupo 1**; la diferencia de **peso** fue de 4.338 kg. a favor del **Grupo 2**; la diferencia de **talla** fue de 1cm. a favor del **Grupo 2**; la diferencia de **índice de masa corporal (IMC)** fue de 0.957 kg./m2 de S.C., a favor del **Grupo 2**. Ver **Cuadro 3**. Se observa que en las tres variables de peso, talla e IMC no hay diferencias significativas entre los dos grupos.

Las alteraciones encontradas en ambas radiografías de **ambos grupos**, fue mayor en las radiografías laterales con 14.59% más, que las radiografías antero-posteriores. Sólo se reportaron 15 (1.27%) radiografías normales en las radiografías de los trabajadores de ambos grupos. Ver **Cuadro 4**.

Se observaron diferencias en las alteraciones radiográficas reportadas por los radiólogos de **ambos grupos**. El radiólogo del **Grupo 1**, reportó 10.00% más alteraciones radiográficas, que el radiólogo del **Grupo 2**.

En relación a las alteraciones particulares encontradas en ambas radiografías de los trabajadores, el radiólogo del **Grupo 1**, reportó 47 casos de lordosis lumbar rectificada (LLR) y el radiólogo del **Grupo 2**, solo reportó 3 casos; el radiólogo del **Grupo 1**, encontró 12.87% más alteraciones de disminución del espacio intervertebral (DEIV), que el radiólogo del **Grupo 2**; el radiólogo del **Grupo 2**, encontró 81 casos de desviación anterior o posterior del coxis (DCx) y el radiólogo del **Grupo 1**, solo encontró 36 casos. El resto de las alteraciones encontradas por ambos médicos radiólogos en ambas radiografías de los trabajadores de nuevo ingreso, fueron muy similares proporcionalmente. Ver **Cuadro 2**.

En relación al número de alteraciones radiográficas totales reportadas en **ambos grupos** en relación a la separación en dos partes, de la mediana hacia abajo y de la mediana hacia arriba se observa que se reportan mayores alteraciones radiográficas a mayor edad en un 9.99%, y mayores alteraciones radiográficas a mayor índice de masa corporal (IMC) en un 10.27%. En relación con la estatura, sólo se observa una diferencia de 1.63% a favor de menor estatura.

En base a los resultados obtenidos, debemos reconocer que, ante la gran cantidad de alteraciones radiográficas observadas en las radiografías lumbares de los trabajadores de nuevo ingreso a una empresa y, que deberán de realizar actividades laborales de cargas, esfuerzos y posturas incómodas, la diferencia en la interpretación de las mismas por los médicos radiólogos, el médico de Medicina del Trabajo, debe de participar más activamente en la interpretación de dichas radiografías, estableciendo desviaciones en cantidad y calidad máximas aceptables en milímetros o grados, etc. para aceptar al trabajador en el puesto de trabajo solicitado por la empresa. Además, **es válido, ético, científico y moral recomendar el uso de fajas lumbares laborales, mientras se adecúan los puestos de trabajo, desde el punto de vista ergonómico**.

# Bibliografía:

Bermond, Jean-Luc. La Salud de su Columna Vertebral. Panorama Editorial. México, 1989.

Bourne ND; Reilly T: Effect of a weightlifting belt on spinal shrinkage. Br J Sp Med. 1991; 25: 209-212.

Cailliet, Rene. Lumbalgia. Editorial El Manual Moderno. México, 1986.

Carron, Harold; McLaughlin, Robert E. Dolor Lumbar. Editorial Científica. México, 1986.

Chavarría Solis, Johan: Lumbalgia: Causas, diagnóstico y manejo. Revista Médica de Costa Rica y Centroamérica LXXI (611) 447-454, 2014.

Dada Santos, M; Zarnowski Gutiérrez, Andrés; Salazar Santizo, Andrea: Actualización de lumbalgia en atención primaria. Revista Médica Sinergia. Vol. 6, Núm. 8, agosto 2021,

Davis AM, Fowler J, Tyrrel PN, Millar JS, Leahy JF, Patel K, Hill JS: Detection of significant abnormalities on lumbar spine radiographs. Bri J Rad: 1993; 66 (781) 37-43.

Fransoo, Patrick. Examen Clínico del Paciente con Lumbalgia. Editorial PaidoTribo. Barcelona, 2003.

Garro Vargas, Karen: Lumbalgias. Medicina Legal de Costa Rica. 29 (2). 2012, 103-109.

Gautier J, Morillon P, Marcelli C. : Does spinal morphology influence the ocurrence of low back pain? A retrospective clinical, anthropometric, and radiological study. Rev Rhum Engl Ed. 1999 Jan; 66 (1):29-34.

González Pieri, M; Handal, Astrid; Licona, Diana; Suazo Michelle; Villeda, Paula; Rivera, Yohely. Diagnóstico radiológico de lesiones lumbares en la zona nor-occidental de Honduras 2014 – 2016. Rev. Cient. Esc. Univ. Cienc. Salud, 2017; 4(1): 34-38.

Grew ND, Dean G: The physical effects of lumbar spine supports. Prosthet Orthot Int. 1982. 6: 79-87.

Halpin SF, Yeoman L, Dundas DD.: Radiographic examination of the lumbar spine in a community hospital: an audit of current practice. BMJ. 1991 Oct 5; 303 (6806): 813-5.

Harman EA, Rosenstein RM, Frykman PN, Nigro GA: Effects of a belt on intra-abdominal pressure during weight lifting. Med Sci Sports Exerc. 1989. 21(2): 186-190.

Hilgen TH, Smith LA: The minimum abdominal belt-aided liftingweight. In Karwoski W, Yates JW, eds. Advances in industrial ergonomics and safety III. New York, NY: Taylor & Francis, 1991: 217-224.

Hoaglund FT, Byl NN: Lesiones musculo esqueléticas. En Joseph La Dou: Medicina Laboral y Ambiental. Manual Moderno. México, 1999.

Holmström E; Moritz U: Effects of lumbar belts on trunk muscle strength and endurance: A follow-up study of construction workers. J Spinal Disord. 1992; 5: 260-266.

Hoppenfeld, Stanley. Exploración Física de la Columna Vertebral y las Extremidades. Editorial El Manual Moderno. México, 1979.

Hunter GR; McGuirk J; Mitrano N; Pearman P; Thomas B; Arrington R. The effects of weight training belt on blood pressure during exercise. J Appl Sport Sci Res. 1989; 3: 13-18.

Ibacache,Araya, Jaime: Uso de faja lumbar en el trabajo. ¿Protección o daño? Instituto de Salud Pública. Gobierno de Chile.

Inaoka M, Yamazaki Y, Hosono N, Tada K, Yonenobu K.: Radiographic análisis of lumbar spine for low-back pain in the general population. Arch Orthop Trauma Surg. 2000; 120 (7-8): 380-5.

Iwamoto J, Abe H, Tsukimura Y, Wakano K. Relationship between radiographic abnormalities of lumbar spine and incidence of low back pain in high school and college football players: a prospective study. Am J Sports Med. 2004 Apr-May; 32 (3): 781-6.

Iwamoto J, Abe H, Tsukimura Y, Wakano K. Relationship between radiographic abnormalities of lumbar spine and incidente of low back pain in high school rugby players:

Kaplan DM, Knapp M, Romm FJ, Velez R. Low back pain and X-ray films of the lumbar spine: a prospective study in primary care. South Med J. 1986 Jul; 79 (7): 811-4.

Kendrick D, Fielding K, Bentley E, Miller P, Kerslake R, Pringle M. The role of radiography in primary care patients with low back pain of at least 6 weeks duration: a randomised (unblended) controlled trial. Health Technol Asses. 2001; 5 (30): 1-69

Khoo LA, Heron C, Patel U, Given-Wilson R, Grundy A, Khaw KT, Dundas D. The diagnostic contribution of the frontal lumbar spine radiograph in community referred low back pain: a prospective study of 1030 patients. Clin Radiol. 2003 Aug; 58 (8): 606-9.

Korovessis P, Dimas A, Lambiris E. The significance of correlation of radiographic variables and MOS short-form health survey for clinical decision in symptomatic low back pain patients. Stud Health Technol Inform. 2002; 91: 325-31.

Kumar S, Godfrey CM: Spinal braces and abdominal support. In Karwoski W, ed. Trends in ergonomics/human factors III. New York, N.Y. Elsevier Science Publishers. 1986. pp. 717-725.

Lander JE, Hundley JR, Simonton RL: The effectiveness of weight-belts during multiple repetitions of the squat exercise. Med Sci Sports Exerc. 1992. 24: 603-609.

Lander JE, Simonton RL, Giacobbe JKF: The effectiveness of weight-belts during the squat exercise. Med Sci Sports Exerc. 1990. 22: 117-126.

Lantz SA, Schultz AB: Lumbar spine orthois wearing: I. Restrictions of gross body motions. Spine. 1986. 11: 834-837.

Lantz SA, Schultz AB: Lumbar spine orthois wearing: II. Effect on trunk muscle mioelectric activity. Spine. 1986. 11: 838-842.

McCoy MA, Congleton JJ, Johnson WL: The role of lifting belts in manual lifting. Int J Ind Ergon. 1988. 2: 259-266.

McGuill SM, Norman RW, Sharratt MT: The effect on an abdominal belt on trunk muscle activity and intra-abdominal pressure during squat lifts. Ergonomics. 1990. 33: 147-160.

McGuill S, Seguin J, Bennett G: Pasive stiffness of the upper torso in flexion, extension, lateral bending, and axial rotation: Efect of belt wearing and breath holding. Spine. 1994. 19: 696-704.

Mitchell LV, Lawler FH, Bowen D, Mote W, Asundi P, Purswell J: Effectiveness and cost-effectiveness of employer-issued back belts in areas of high risk for back injury. J Occup Med. 1994. 36 (1): 90-94.

Möller, Torsten B. Parámetros Normales en Radiología. Marbán Libros. Madrid, 2005.

Nachemson A, Schultz A, Andersson G: Mechanical efectiveness studies of lumbar spine orthoses. Scand J Rehabil Med. 1983. 9: 139-149.

NIOSH: Work Practices Guide for Manual Lifting. U.S. Deparment of Health. 1981-122.

NIOSH: Workplace use of back belts. U.S. Deparment of Health. 1994-122.

NIOSH: Back Belts: Do they prevent Injury? Deparment of Health. 1994-127.

Ogon M, Riedl-Huter C, Sterzinger W. Krismer M, Spratt KF, Wimmer C. Radiologic abnormalities and low back pain in elite skiers. Clin Orthop Relat Res. 2001 Sep; (390): 151-62.

Quesada Brenes, Francisco: Lumbalgia laboral: Un análisis de las valoraciones periciales realizadas en la sección de Medicina del Trabajo del Departamento de Medicina Legal del Organismo de Investigación del Poder Judicial, en el año 2016. Asociación Costarricense de Medicina Legal y Disciplinas Afinas, 2017.

Reviriego Rodrigo E, López de Argumedo González de Durana M, Villanueva Hernández G, Galnares Cordero L, Castelló Zamora B. Uso de la radiografía en el diagnóstico de la lumbalgia: revisión sistemática. Ministerio de Sanidad, Servicios Sociales e Igualdad. Servicio de Evaluación de Tecnologías Sanitarias del País Vasco; 2014. Informes de Evaluación de Tecnologías Sanitarias: OSTEBA.

Redell CR, Congleton JJ, Huchingson RD, Mongomery JF: An evaluation of a weightlifting belt and back injury prevention training class for airline baggage handlers. Appl Ergon. 1992. 23: 319-329.

Ruiz Santiago, F.; Guzmán Álvarez, L.; Tello Moreno, M. y Navarrete González, P.J. La radiografía simple en el estudio del dolor de la columna vertebral. Radiologïa. 2010; 52 (2):126–137.

Sagredo, Peña; Mendiola, Humbría: Nuevos conceptos sobre las lumbalgias y guias de práctica clínica. Rev Esp Reumatol 2002; 29 (10) 489-93.

Steinberg EL, Luger E, Arbel R, Menachem A, Dekel, S. A comparetive roentgenographic análisis of the lumbar spine in male army recruits with and without coger back pain. Clin Radiol. 2003 Dec; 58 (12): 985-9.

Stoddard, Alan. Dolor de Espalda: Cómo Mitigarlo. Fondo Educativo Interamericano. México, 1984.

Tanner, John. Cómo Vencer el Dolor de Espalda. Ediciones Temas de Hoy. Madrid, 1988.

Walsh NE, Schwartz RK: The influence of prophylactic orthoses on abdominal strength and low back injury in the workplace. Am J Phys Med Rehabil. 1990. 69: 245-250.

Waters RL, Morris JM: Effect of spinal support on the electrical activity of muscles of the trunk. J Bone Joint Surg. 1970. 52A (1): 51-60.

Waters TR, Anderson VP, Garg A, Fine LJ: Revised NIOSH equation for the design and evaluation of manual lifting task. Ergonomics. 1993; 36: 749-776.

Woodhouse ML, Heinen JR, Shall L, Bragg K: Selected isokinetic lifting parameters of adult male athletes utilizing lumbar/sacral supports. JOSPT. 1990. 11: 467-473.